Asmus Finzen

Schizophrenie – die Krankheit verstehen

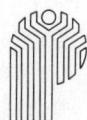

Asmus Finzen

Schizophrenie –
die Krankheit verstehen

Psychiatrie-Verlag

Die Deutsche Bibliothek – CIP-Einheitsaufnahme

Finzen, Asmus:
Schizophrenie: die Krankheit verstehen / Asmus Finzen. –
Bonn: Psychiatrie-Verl., 1993
ISBN 3-88414-151-1

© Psychiatrie-Verlag gGmbH, Bonn 1993, 2. Auflage 1994
Alle Rechte vorbehalten.
Umschlag: markus lau hintzenstern, Berlin,
unter Verwendung einer Filzstiftzeichnung von
Petra Plafki, Leipzig
Gesamtherstellung: Clausen & Bosse, Leck

Inhaltsverzeichnis

Vorwort

If you don't know Schizophrenia
you are lucky.
National Schizophrenia Fellowship,
britische Angehörigenvereinigung

Schizophrenie ist eine unverstandene psychische Störung.
Schizophrenie ist ein Leiden, das Angst macht. Schizophrenie ist
eine ernste, aber gut behandelbare Krankheit.

»Schizophrenie, das wäre das Ende«, höre ich immer wieder,
wenn ich mit Kranken, mit Angehörigen über die Störung spreche,
die sie getroffen, die ihr Leben in so einschneidender Form verändert hat. Der Name der Krankheit hat ein Eigenleben entwickelt,
das der heutigen Wirklichkeit nicht entspricht. Schizophrenie ist
eben nicht nur eine Krankheit. Schizophrenie ist auch eine Metapher, ein Wort für alles mögliche Unverständliche, Ungereimte,
Ungeheuerliche, Widersinnige, Unberechenbare.

Deshalb kann es nicht überraschen, daß Therapeuten und
Kranke große Mühe darauf verwendet haben, Decknamen und
Tarnbezeichnungen für die Krankheit zu erfinden: Psychose ist die
häufigste. Paranoid wird gelegentlich verwendet oder paranoide
Psychose. Aber auch von psychotischen Episoden, von Pubertäts-
oder Adoleszentenkrisen ist die Rede. Dadurch kann die eindeutige
Benennung der Krankheit zur Katastrophe geraten: »Schizophrenie – lohnt es sich, damit eigentlich noch zu leben?«, fragte mich
unlängst eine bekannte Journalistin, die mir gerade von ihrem Auf-
enthalt in einer psychiatrischen Klinik berichtet hatte. (Auf die Diagnose »Psychose« hatte sie mit der trockenen Feststellung reagiert,
das sei ja nicht so schlimm.) Die Frage nach dem Sinn darf legitim
nur stellen, wer von der Krankheit betroffen ist. Wir anderen sind
gehalten, Schizophrenie zu verstehen, damit wir die Betroffenen

darin bestärken können, daß es lohnt, die Auseinandersetzung mit der Krankheit aufzunehmen! Die Diagnose einer Schizophrenie ist nicht das Ende. Sie ist der Anfang. Sie ist der Beginn eines Erfahrungs- und Lernprozesses mit dem Ziel, die Krankheit zu überwinden oder so gut wie möglich mit ihr zu leben.

In der »Nachschrift zum Namen der Rose« bemerkt Umberto Eco: »Wer schreibt, denkt an einen Leser.« Ich habe bei der Arbeit an diesem Buch an die Kranken gedacht, ihre Angehörigen sowie ihre Therapeutinnen und Therapeuten. Ich habe versucht, aus der Sicht des Psychiaters einen Text zu verfassen, der sie alle erreicht und einander näherbringt. Wer ihren Umgang miteinander betrachtet, kann leicht glauben, sie seien verfeindet. Das ist verständlich, denn tatsächlich sind ihre Interessen keineswegs identisch.

Die Kranken halten den Therapeutinnen und Therapeuten immer wieder vor, ihnen nicht zuzuhören, sie willkürlich zu behandeln, ihnen ohne Notwendigkeit Gewalt anzutun. Sie fordern, wie unlängst bei der Gründungsversammlung des Bundesverbandes Psychiatrieerfahrener: »Verhandeln statt Behandeln«. Sie verlangen, als Partner in der Therapie ihrer Krankheit ernstgenommen zu werden. Die Angehörigen klagen über Zurückweisung. Sie erleben sich in der Beziehungsfalle – in der Doppelbotschaft – sie sollten helfen, aber sie sollten sich gefälligst nicht einmischen. Therapeutinnen und Therapeuten wiederum spüren Undank in ihrem Bemühen um die Psychosekranken, das nicht leicht und schon gar nicht selbstverständlich ist.

Ich habe mich immer wieder gefragt, ob ich mein Ziel erreichen kann. Die Schwierigkeiten beginnen mit der Sprache. Einerseits muß ich mich mit meinen Berufskolleginnen und -kollegen in Pflege, Sozialarbeit, Psychologie und Medizin in unserer gemeinsamen Fachsprache unterhalten. Andererseits kann ich von Kranken und Angehörigen kaum erwarten, daß sie sich mit dem Erwerb des kleinen Latinums auf die Lektüre meines Buches vorbereiten. Einerseits will ich den beruflich mit der Krankheit Befaßten ein erweitertes Schizophrenieverständnis vermitteln; andererseits will ich Kranken und Angehörigen helfen, jenen Prozeß der Veränderung besser zu verstehen, der mit der schizophrenen Psychose so unnachsichtig in ihr Leben eingegriffen hat.

Dabei kann es nicht darum gehen, Kranken und Angehörigen zu erklären, was Schizophrenie nun wirklich ist. Schließlich haben sie die Psychose erlebt und ich nicht. Ich kann nur darstellen, wie ich als Psychiater, der ich mir Mühe gebe, Kranken und ihren Angehörigen zuzuhören und sie zu verstehen, die Schizophrenie begreife. Ein Ganzes wird daraus erst, wenn Kranke und Angehörige sich selber äußern. Trotzdem bin ich davon überzeugt, daß mein Ansatz für Kranke und Angehörige hilfreich ist: Nur wenn sie begreifen, wie die Psychiatrie ihre Krankheit versteht, können sie sich mit uns Fachleuten auseinandersetzen.

Für die Darstellung habe ich einen ähnlichen Weg gewählt, wie bei der »Medikamentenbehandlung« oder dem »Patientensuizid«: Ich erzähle Geschichten, wie im ersten und im achten Kapitel; oder ich stelle mir vor, ich schreibe – wie ich das seit vielen Jahren tue – für die Wissenschaftsseiten einer Tageszeitung. In einzelnen Abschnitten aber halte ich mich ziemlich streng an die in wissenschaftlichen Texten übliche Sprache. Diese Kapitel, vor allem jenes über die *Symptome* und der zweite Teil des Kapitels über die *Diagnostik* sind entsprechend schwierig zu lesen. Ich bitte deshalb um Nachsicht. Das Kapitel über die Therapie mag manchem zu kurz geraten erscheinen. Aber das hat gute Gründe. Der Behandlung schizophrener Kranker werde ich ein künftiges Buch widmen.

Abschließend meinen Dank an meine Sekretärin, Frau Brigitte Roth, sowie an die Sympathisantinnen und Sympathisanten meiner Arbeit an diesem Buch, die mich kritisch und konstruktiv begleitet haben, vor allem Beatrice Alder, Dr. Volker Dittmann, Hartwig Hansen, Dr. Hans Joachim Haug und Dr. Ulrike Hoffmann-Richter. Ich habe nicht jeden ihrer Ratschläge befolgt: aber ohne ihre Unterstützung wäre es ein anderes Buch geworden.

Basel und Hannover, im Herbst 1993   Asmus Finzen

1 Eine Geschichte

*Vor dem Ausbruch der Psychose findet
man meist Änderungen im gewohnten
Wesen: Die späteren Kranken werden
empfindsamer und zurückgezogener,
geben persönliche Beziehungen
und Interessen auf ...*
BLEULER, Lehrbuch, 1975

Patienten sind Menschen. Die Krankheit ist Teil ihrer Biographie.
Aber sie sind nicht nur Kranke. Sie haben ein Leben jenseits der
Krankheit – davor, danach, daneben. Das ist eine Binsenweisheit.
Dennoch tun wir gelegentlich gut daran, uns das in Erinnerung zu
rufen, begegnen wir ihnen doch in der besonderen Situation ihrer
Krankheit in aller Regel zum ersten Mal. In gesunden Tagen haben
wir sie nicht gekannt.

Wir fragen nach dem Vorleben. Aber wir tun das unter dem
Blickwinkel der besonderen Patienten-Therapeuten-Beziehung. So
wird das Vorleben zur Kankheitsvorgeschichte, zur Anamnese.
Über das frühere – das gesunde, das normale – Leben erhalten wir
nur indirekte Informationen, sei es von den Kranken selber, sei es
von ihren Angehörigen oder von Dritten. Auch bei der Entstehung
der Krankheit waren wir nicht dabei. Das Bild, das wir uns davon
machen, entbehrt des eigenen Augenscheins. Das gilt nicht nur für
den Einzelfall. Das Bild der Psychiatrie von der beginnenden
Psychose beruht in erster Linie auf Erzählungen und nicht auf Beobachtungen. Ob es nun durch gezielte Befragung, durch Explora-
tion, zustandekommt, oder ob es sich im Laufe einer Psychotherapie allmählich entwickelt: in jedem Fall geschieht es unter dem
Blickwinkel und dem Einfluß der inzwischen erfahrenen Erkran-

kung. Bevor ich mich dem Versuch zuwende, die Psychosen aus dem schizophrenen Formenkreis wissenschaftlich authentisch und zugleich verständlich darzustellen, will ich deshalb eine Geschichte erzählen. Es ist die Lebens- und Leidensgeschichte von Holger Andresen. Holger ist der Sohn eines Freundes. Ich kenne ihn seit seiner Kindheit. Ich habe ihn als Schuljungen, als Zivildienstleistenden und als jungen Studenten immer wieder aus der Nähe erlebt. Ich war dabei, als er in eine Krise geriet, als er schließlich erkrankte. Ich habe ihn als Freund begleitet, nicht als Arzt. Aber weil ich Psychiater bin, habe ich seine Entwicklung in die Krankheit natürlich auch mit den Augen des Psychiaters gesehen.

Holgers Geschichte ist »wahr«. Sie ist es in dem Sinn, daß ich sie so erlebt habe. Zugleich ist sie »erdichtet«. Die handelnden Personen sind andere als im wirklichen Leben. Auch der Rahmen und die Schauplätze sind verändert. »Outing« ist Mode geworden. Allein – das für uns Fachleute kaum nachvollziehbare, gnadenlose Vorurteil der Gemeinschaft der Gesunden gegenüber schizophrenen oder ehemals schizophrenen Menschen gebietet den sorgsamen Schutz der Anonymität der betroffenen Personen.

Kindheit und Schulzeit

Holger war ein freundliches, ein strahlendes, ein liebes Kind. Mit großen offenen Augen und unbezwingbarer Neugier eroberte er die Welt für sich. Er lernte früh laufen und sprechen. Seine beiden älteren Geschwister nahmen ihn dabei fürsorglich unter ihre Fittiche. Selbstverständlich gab es Reibereien und Rivalitäten zwischen ihnen, wie immer unter Geschwistern.

Die Eltern kamen offensichtlich gut miteinander klar, obwohl die Mutter von der Ausschließlichkeit des Lebens mit drei kleinen Kindern zeitweise recht genervt war. Der Vater, ein gefragter Anwalt, kam während der Woche abends meist spät nach Hause. Aber am Wochenende war er fast immer da und verfügbar. Als Holger mit drei Jahren in den Kindergarten kam, seine Schwester eingeschult wurde und sein Bruder die dritte Klasse erreicht hatte, ergriff die Mutter die Gelegenheit, zunächst stundenweise, dann halbtags in ihren Beruf als Psychologin in eine Beratungsstelle zurückzukehren.

Der Lebensstil der Familie war mehr oder weniger konventionell: Haus am Stadtrand, Mittelklasseauto, Sommerurlaub in Dänemark, gelegentliche Theater- und Konzertbesuche, Einladungen von Freunden, Bekannten und Nachbarn und entsprechende Gegenbesuche.

Holgers Grundschuljahre und die ersten Jahre im Gymnasium verliefen unspektakulär. Es war von Anfang an ein ausgezeichneter Schüler. Scheinbar mühelos heimste er eine gute Note nach der anderen ein. Allerdings arbeitete er regelmäßig und beharrlich für die Schule. Daneben nahm er seit dem sechsten Lebensjahr Klavierunterricht. Er spielte Handball in der Schulmannschaft und später im Verein – vorzugsweise im Tor. Seine freie Zeit verbrachte er zu Hause mit Lesen und Musikhören – viel Klassik – oder mit seinen beiden Freunden. Die drei hatten sich in der ersten Grundschulklasse kennengelernt und bildeten seither eine verschworene Gemeinschaft, die sich mehr oder weniger selbst genügte.

Seine beiden älteren Geschwister entwickelten sich sichtbar anders als er. Sein Bruder war schon früh überwiegend aushäusig. Er war entweder auf dem Sportplatz oder mit seinen vielen Freunden – und bald auch mit Freundinnen – unterwegs. Er bastelte an Stereoanlagen, an Mofas und später an Motorrädern herum. Die Schule nahm er von der leichten Seite. Immerhin schaffte er mit 20 Jahren ohne Ehrenrunde das Abitur mit gerade noch ausreichendem Notendurchschnitt. Nach Ableistung des Wehrdienstes begann er, wie er es gewünscht hatte, ein Betriebswirtschaftstudium an einer entfernten Universität.

Seine Schwester hatte viel Ähnlichkeit mit ihrem älteren Bruder. Sie verbrachte ihre Zeit, wenn immer möglich, mit lauter Musik und Freunden in Discos und bei Konzerten. Die Schule besuchte sie eher widerwillig. Aber im zweiten Anlauf brachte sie es schließlich doch zum angestrebten Abschluß.

Rückzug und erste Krise

Als sein älterer Bruder das Elternhaus verließ, war Holger sechzehn Jahre alt. Sein Auszug hinterließ für Holger eine unerwartet schmerzliche Lücke. Dessen Lockerheit und Unbekümmertheit fehlten ihm. Seine eigenen ernsthaften Züge traten in der Folgezeit mehr als zuvor in den Vordergrund. Er wandte sich verstärkt klassischer Musik zu. Er ging abends selten aus dem Haus. Er kehrte nach dem Handballtraining direkt aus seinem Tor nach Hause zurück. Und, während seine Kameraden sich mit den Mädchen aus der Klasse in der Milchbar trafen, las er Dostojewski.

Die anderen begannen ihn deswegen zu necken. Sie verstanden nicht, daß er sich daraufhin noch mehr zurückzog. Die anderen sagten, er sei einfach zu empfindlich. Manchmal hatten wir den Eindruck, er suchte damit mögliche Kränkungen und Verletzungen aus dem Wege zu gehen. Aber ich würde lügen, wenn ich behauptete, irgendjemand sei darüber besorgt oder beunruhigt gewesen. Er machte in seiner pubertären Entwicklung kaum Anstalten, sich vom Elternhaus zu lösen. Nur gelegentlich kam es zu unvermittelten heftigen Auseinandersetzungen mit dem Vater.

Kurz vor dem Ende des vorletzten Schuljahres, er war mittlerweile fast neunzehn, geriet er ohne sichtbaren äußeren Anlaß in eine Krise. Er mochte unvermittelt nicht mehr zur Schule gehen. Er stellte das Training ein. Er überwarf sich aus für uns unverständlichen Gründen mit seinem Klavierlehrer. Er stand zu Hause stundenlang vor dem Spiegel und betrachtete sein Gesicht. Er mochte nicht mehr vor die Tür treten, ohne daß er einen Grund dafür nennen konnte oder mochte. Er kam morgens nicht aus dem Bett. Er suchte die Schule verspätet auf. Manchmal kam er gar nicht dort an. Seine beunruhigten Eltern spürten, daß er Angst vor etwas hatte. Sie konnten nicht begreifen, warum. Seine überragenden Leistungen waren, wie in all den Jahren zuvor, ungefährdet. Auch über Konflikte oder konkrete Schwierigkeiten mit Lehrern oder Mitschülern berichtete er nicht.

Die Eltern reagierten verständnislos und ungehalten auf seine Veränderung. Sie hielten ihm vor, er möge sich gefälligst zusammennehmen. Jeder habe mal ein Tief. Er könne wenige Wochen vor dem Ende des vorletzten Schuljahres nicht sein Abitur riskieren. Das Aufstehen und der Gang zur Schule wurden zum allmorgendlichen Kampf zwischen seiner Mutter und ihm. Eine Woche lang quälte er sich aus dem Haus. Dann verweigerte er sich. Er würde nicht mehr gehen, erklärte er. Seine Eltern waren ratlos und außer sich zugleich.

In dieser Situation rief er bei mir an. Ich arbeitete damals in einer kleinen Universitätsstadt in Süddeutschland. Ich hatte ihn seit den letzten Sommerferien, die er überwiegend bei uns verbracht hatte, nicht mehr gesehen. Ich fiel aus allen Wolken, als er mitten in der Schulzeit fragte, ob er kommen dürfe. Er habe sich mit den Eltern zerstritten. Er könne nicht mehr zur Schule; er könne aber auch nicht im Haus bleiben.

Bei der Ankunft wirkte er verängstigt und ratlos. Die Reise sei schrecklich gewesen. Die Leute hätten ihn alle angestarrt. Sie seien so merkwürdig gewesen. Er bat mich, einen Umweg zu machen, damit wir nicht zu vielen Menschen begegneten. Er habe das Gefühl, sie kämen ihm einfach zu nahe. Überhaupt werde ihm alles zuviel, zu laut und zu grell. Er fühle sich von innen durch seine Gedanken und von außen durch die Menschen bedrängt.

Wir versuchten, ihm zu helfen, zunächst einmal zur Ruhe zu kommen. Er tat sich schwer damit. Er war hin- und hergerissen. Daß er nicht zur Schule konnte, bedrückte ihn, obwohl er froh war, nicht gehen zu müssen. Er hatte Schuldgefühle. Er dürfe nicht klein beigeben. Er habe letztlich keinen Grund für seine Angst und seine innere Aufgeregtheit. Wenigstens konnte er schlafen.

Ich konnte mir in den nächsten Tagen viel Zeit für ihn freihalten. Wir unternahmen lange Wanderungen durch die einsamen Wälder außerhalb der Stadt. Es beruhigte ihn sichtlich, daß uns kaum jemand begegnete. Die Stille tat ihm wohl. In der Stadt sei in den letzten Wochen alles so laut gewesen. Auch die grellen Farben und die bunten Lichter an den Abenden seien regelrecht auf ihn eingestürmt. Ein flegelhafter Radfahrer, der unvermittelt auftauchte und ihn fast umfuhr, erschreckte ihn über die Maßen. Ich konnte ihm nicht begreiflich machen, daß das sicher nicht mit Absicht geschehen sei. Er brach in Tränen aus und schluchzte, so etwas sei in den letzten Wochen immer wieder passiert: Er werde gerempelt. Autos kämen auf ihn zu. Alte Frauen starrten ihn an. Jugendliche riefen ihm Unverschämtheiten nach. Er begreife das alles nicht mehr.

In der Schule sei das alles besonders schlimm. Seit die Klasse im vergangenen Jahr neu zusammengesetzt worden sei, habe sich alles zum Schlechteren verändert. Es herrsche ein fürchterliches Klima. Fast alle hätten etwas gegen ihn. Sie tuschelten und redeten hinter seinem Rücken über ihn. Wenn seine beiden Freunde nicht wären, hätte er schon vor Monaten nicht gewußt, was er tun sollte. Manchmal sei er in letzter Zeit nicht so sicher, ob die beiden nicht auch von den andern beeinflußt werden würden. Seine Eltern seien in dieser Situation wenig hilfreich. Sie sagten ihm, er bilde sich das alles ein. Manchmal denke er, sie stünden auf der andern Seite. Das könne ja wohl nicht sein. Aber sie würden ihm einfach nicht glauben.

Erleichterung und Ratlosigkeit

Die Tage vergingen. Die langen Spaziergänge und die Ruhe zeigten allmählich Wirkung. Holger faßte wieder Mut. Er ließ sich nicht mehr durch jede unverhoffte Begegnung aus dem Gleichgewicht bringen. Er überzeugte sich in langen Telefonaten, daß seine Eltern doch auf seiner Seite standen. Er zwang sich, unter Leute zu gehen. Er ging alleine ins Kino, in Cafés und Kneipen. Er ließ die abendlichen Lichter von Schaufenstern und Reklame auf sich wirken.

Schließlich beschloß er zurückzufahren. Er müsse sich stellen. Er müsse lernen, die Abneigung und die Gehässigkeit der anderen in der Schule auszuhalten. Vielleicht habe er sich manches ja doch eingebildet. Vielleicht sei es nicht so schlimm, wenn er stärker wäre und sich besser auf die andern einstellen könne. Er werde nicht klein beigeben.

Erleichterung bei den Eltern und bei mir, aber auch ein beträchtlicher Rest Ratlosigkeit. War er einfach nur erschöpft und übermäßig gestreßt? War das Klima in der Klasse wirklich so böse? Reagierte er überempfindlich, wie das seit Jahren viele behaupteten? Hörte er irgendwie das Gras wachsen? Hatte er irgendwelche Probleme, von denen die Eltern und ich nichts wußten? Täuschte die scheinbar so heile Familienwelt über versteckte Konflikte hinweg?

Wir bekamen es nicht heraus. Holger zeigte keine Neigung, darüber zu diskutieren. Internat und Psychotherapie wurden zum Thema. Holger blockte beides mit Nachdruck ab. Psychotherapie sei keine Lösung für die Art, wie die anderen mit ihm umgingen. Im übrigen müsse er sich durchbeißen, und das könne er am besten zu Hause. Dort fühle er sich doch noch am sichersten.

Nach den Sommerferien nahm er die Schule wieder auf. Mit Hilfe eines Tranquilizers überwand er die Angst der ersten Tage. Er schaffte es. Aber seine Schulleistungen ließen nach. Wir führten das auf die fehlenden Wochen vor den Ferien zurück. Allein, er erholte sich nicht. Es schien, als seien seine frühere Arbeitskraft und seine Leistungsmotivation wie weggeblasen. Er konnte sich nicht konzentrieren. Er zehrte von dem in den zwölf Jahren angehäuften Wissen. Um alles Neue machte er einen Bogen. Wenn Neues gefordert wurde, kam er nicht mit. In Chemie und Physik mußte er erstmals in seiner Schulkarriere Nachhilfeunterricht nehmen, um mit Mühe den Anschluß zu erreichen.

Holger kümmerte das wenig. Ihm sei sein soziales Leben wichtiger als seine Leistungen. Aber für uns Außenstehende tat sich auf der sozialen Seite nicht mehr als früher, eher weniger. Er spielte wieder Klavier, stand wieder im Tor, ging zu Schulveranstaltungen. Ansonsten aber verkroch er sich in seinem Zimmer. Er las kaum. Er hörte keine Musik. Wenn er überhaupt etwas tat, so saß er vor dem Fernseher.

Auf unser Zureden suchte er schließlich doch eine Psychotherapeutin auf. Nach drei Sitzungen brach er das Unternehmen ab. Die Frau habe ihm lauter Fragen über Dinge gestellt, die sie nichts angingen. Sie sei ihm keine Hilfe. Immerhin, er wirkte jetzt entspannter. In den Telefonaten beklagte er sich nicht mehr über die vielsagenden Blicke und das gehässige Getuschel der andern. Er schien in die Klassengemeinschaft zurückgefunden zu haben und absolvierte schließlich das Abitur mit leidlich gutem Notendurchschnitt.

Ausbruch und Zusammenbruch

Danach wollte er unbedingt von zu Hause weg. Er erlebte die Beziehung zu seinen Eltern seit der Krise als gespannt. Sie hinderten ihn daran, selbständig zu werden. Sein Ersatzdienst war ihm willkommene Gelegenheit auszuziehen. Er stellte den Antrag, in meine Stadt versetzt zu werden, um nicht ganz allein zu sein.

Er wurde als Pflegerhelfer in einer Privatklinik eingesetzt. Er tat sich schwer in der neuen Umgebung. Das Leid der Kranken bedrückte ihn. Er fand überhaupt keinen Anschluß. Er hatte Mühe mit dem breiten schwäbischen Dialekt. Er kam nur wenig zu mir: Er müsse lernen, selbständig zu leben und sich nicht ständig anzulehnen. Er belegte Volkshochschulkurse. Er brach sie nach kurzer Zeit wieder ab. Die Leute seien so unfreundlich zu ihm.

Bald beklagte er, wie sich die Kolleginnen und Kollegen und die Vorgesetzten im Krankenhaus über ihn lustig machten, über ihn tuschelten, ja laut über ihn redeten. Auf seine Nase hätten sie es besonders abgesehen. Er höre immer wieder, wie sie sagten: »Hat der eine häßliche Nase!« »Hat der einen Zinken!« Sie sei ja auch groß. Aber so mit ihm umzugehen, sei gemein.

Wenn er mich besuchte, stand er ständig vor dem Spiegel und betrachtete und betastete seine Nase. An keiner spiegelnden Glasfläche konnte er herbeigehen, ohne nach seiner Nase zu schauen. Wenn er etwas Geld verdiente, würde er sie sich operieren lassen, meinte er. Sie war keineswegs groß und häßlich, diese Nase. Zwanzig Jahre war er mit ihr zufrieden gewesen – und jetzt dieses Theater! Ich spürte, daß ich zunehmend gereizt reagierte. Aber ich half ihm damit nicht: »Wozu hat man denn Freunde, wenn die einem nicht glauben!« rief er eines Abends verzweifelt aus und knallte die Tür hinter sich zu.

Er beantragte die Versetzung in eine andere Klinikabteilung. Er war erleichtert, als er dort anfangen konnte. Der Betrieb war weniger hektisch, die Leute waren freundlich. Alles schien in Ordnung. Aber nach zwei Wochen ging es wieder los. Getuschel, übles Gerede. Es wurde sogar noch schlimmer. Es ging jetzt nicht nur um die Nase, sondern um das ganze Gesicht, das häßlich sei. Sein ganzer Körper sei verwachsen. Auch die Leute in den Straßen sähen ihn wieder so eigenartig an. Auch sie redeten über ihn. Er sei ganz sicher. Er bilde sich das nicht ein. Schließlich habe er Ohren. Er begann, sich über das unverschämte Verhalten der Menschen zu erregen. Er empörte sich. Wenn dies so weitergehe, würde er die Verantwortlichen ansprechen und zur Rechenschaft ziehen. So könne man nicht mit ihm umgehen. Im übrigen, und das sei ja wohl das Letzte, habe bei seinem vorigen Besuch auch einer meiner Gäste so über ihn geredet.

Am Tag darauf kam er in Panik zu uns. Er halte es nicht mehr aus. Jetzt befaßten sie sich schon im Radio mit ihm: und gerade habe sich jemand im Fernsehen über seine große Nase aufgehalten. Alles habe sich gegen ihn verschworen. Selbst das Diktiergerät, mit dem er versuchte habe, das Gerede über ihn aufzuzeichnen, werde gestört. Es sei nichts darauf.

Meine Versuche, ihm das auszureden, waren vergebens. Ich schlug ihm vor, er möge sich beurlauben lassen und schleunigst nach Hause zu den Eltern zurückkehren. Nein, er müsse das aushalten. Er sei ohnehin verurteilt; er würde alle mit ins Unglück ziehen. Er dürfe nicht heim.

Kaum zu Hause in seiner Wohnung rief er mich an, jetzt in Panik. Sein ganzer Körper stehe unter Strahlen. In seinem Kopf finde eine Sendung statt. Die Sprecher sagten, seine Mutter habe Krebs; sein Vater sei schon tot und wir würden auch sterben. Er sei verurteilt. Es sei alles hoffnungslos. Ich möchte bitte sofort zu ihm kommen und ihm helfen. Als ich zu ihm kam, war er gequält vor Angst und vor Verzweiflung. Ich solle ihm helfen zu sterben, damit dies aufhöre.

Er kam in die Klinik, in der Hoffnung, dort den Tod zu finden. Panik und Angst machten jede Auseinandersetzung mit ihm unmöglich. Auf die Injektion von Haloperidol und Valium reagierte er mit Entspannung und schließlich mit Schlaf. Am nächsten Morgen stand die Erinnerung an die entsetzlichen Erlebnisse des Vorabends ihm noch in den Augen: Nur das nicht wieder. Gebt mir was dagegen. Das konnte er immerhin äußern. Wir spürten, daß im übrigen Vielfältiges mit ihm und in ihm geschah, zu dem wir keinen Zugang hatten, von dem wir ausgeschlossen waren. Er konnte uns auch nicht einbeziehen, weil er fest davon überzeugt war, daß wir alle seine Gedanken lesen könnten, daß wir alles hörten, was er auch hörte.

Innerhalb weniger Tage wurde er ruhig, fast gelassen. Er erzählte uns von den eigenen Gedanken, die vor wenigen Tagen noch schrecklich laut gewesen waren und von den Stimmen, die ständig in ihm sprachen. Sie waren nicht mehr schrill und bedrohlich. Er fand sie unterhaltsam: »So bin ich nie allein«, meinte er eines Tages. Als sie leiser wurden und schließlich verschwanden, bedauerte er das. Fast gleichzeitig ließ seine Geräuschempfindlichkeit nach. Auch das Getuschel und die beziehungsreichen Blicke der Mitmenschen, die er in der Klinik im übrigen nicht wahrgenommen hatte, spürte er bei seinen Spaziergängen außerhalb der Station bald nicht mehr. Dafür litt er an Medikamentennebenwirkungen: Er verspürte heftiges Ziehen in den Muskeln. Er erlebte seine Beweglichkeit als eingeschränkt. Zugleich konnte er seine Füße nicht stillhalten. Er war müde und gleichgültig. Er konnte sich nicht konzentrieren. Er begann mit den Therapeuten über die Dosierung zu verhandeln und setzte mit unserer Unterstützung eine rasche Reduktion durch, wenig später gegen unseren Rat seine Entlassung.

Das Leben danach

Die Therapeuten stellten damals die Diagnose einer paranoiden Psychose – einer Psychose aus dem schizophrenen Formenkreis. Holger und seine Eltern hatten große Mühe, diese Diagnose zu akzeptieren, die ihnen wie ein gewaltiger Einbruch in ihr Leben erschien. Daß er sich so rasch wieder gefangen hatte, schien die Experten zudem Lügen zu strafen. Schon nach drei Wochen hatte er aus dem Krankenhaus entlassen werden können. Nur widerwillig ließ er sich überreden, die Medikamente weiterhin einzunehmen. Sie machten ihn müde und unkonzentriert; und wenn er sie einnehme, sei das ein Zeichen, daß er krank sei. Im übrigen seien die Nebenwirkungen schlimmer als die positiven Wirkungen. Immerhin, ein Gutes hatte die Diagnose. Sie befreite ihn von der Beendigung des Zivildienstes. Er konnte vorzeitig sein Studium aufnehmen. Er trat in die Fußstapfen seines älteren Bruders und studierte Betriebswirtschaft.

Inzwischen sind mehr als fünfzehn Jahre vergangen. Holger weiß heute, daß er mit der Bürde einer schweren psychischen Störung leben muß. Er hat anfangs bittere Erfahrungen gemacht. Schon drei Monate nach der Entlassung hatte er die Medikamente abgesetzt, weil die Nebenwirkungen ihn beeinträchtigten. Sechs Wochen später war er wieder in der Klinik, diesmal für wesentlich länger. Eine Rehabilitationsbehandlung in der Tagesklinik hatte sich angeschlossen. Die Wiederaufnahme des Studiums scheiterte. In dieser Situation fand er eine Teilzeitarbeit in einem Archiv und eine Psychotherapeutin, die ihm half, seine vielfältigen Lebensprobleme zu verarbeiten, die Krankheit zu begreifen, seine Fähigkeiten und seine Belastbarkeit auszuprobieren und aus allem das Beste zu machen. Dabei kam ihm seine alte Beharrlichkeit und Zielstrebigkeit zu statten. Er lernte, seine Medikation jenseits einer niedrigen Basisdosierung, je nach Belastung selbst zu regulieren. Er knüpfte an alte Freundschaften und Bekanntschaften wieder an. Zwei Jahre lang schleppte er Akten.

Nach Abschluß der Psychotherapie fühlte er sich stark genug, eine Lehre als Verwaltungsangestellter zu beginnen. Mittlerweile hat er über zehn Jahre lang keinen Rückfall mehr gehabt. Aber er erlebt sich selber immer noch als verletzlich und begrenzt belastbar. Vor kurzem schrieb er, er stehe nun kurz vor seiner Prüfung. Er sei guten Mutes, daß er sie bestehen werde. Aber der Prüfungsstreß habe ihn veranlaßt, die niedrige Dosis der Medikamente, die er immer noch einnehme, vorübergehend zu erhöhen. Privat habe er nicht so Erfreuliches zu vermelden. Seine Freundschaft zu einer Kollegin, die in letzter Zeit ohnehin etwas abgekühlt sei, sei nun wohl endgültig vorbei. Sie habe Kinderwünsche und unternehme gern lange Reisen. In beiden Punkten könne er ihre Erwartungen nicht erfüllen. Außerdem habe sie etwas gegen seine »gesundheitliche Vergangenheit«.

Holger hat sich gefangen. Aber die Krankheit hat Spuren hinterlassen. Sie hat seinen Lebensweg bis heute geprägt. Er weiß, er muß sie auch für die Zukunft in Rechnung stellen. Er hat gelernt, mit ihr zu leben.

Für mich ist in den ganzen fünfzehn Jahren die Frage offengeblieben, ob ich die Krise schon früher als beginnende Psychose hätte erkennen müssen, ob meine abwartende Haltung richtig war, oder ob ich schon früher hätte intervenieren müssen – letzten Endes, ob der Krankheitsverlauf bei einem früheren Eingreifen vielleicht milder gewesen wäre.

2 Schizophrenie – Was ist das?

Schizophrenie [grch.], von E. Bleuler 1911 eingeführter Name für die bis dahin nach E. Kraepelin Dementia praecox genannte Gruppe verschiedenartiger, ihrem Wesen und ihren Ursachen nach noch wenig erforschter Krankheitszustände.
Die meisten Erkrankungen heilen nach mehreren Schüben aus.
Brockhaus Lexikon 1992

Die Schizophrenie ist die schillerndste aller psychischen Störungen. Sie kann leicht sein oder schwer. Sie kann akut und dramatisch verlaufen oder schleichend und für Außenstehende kaum wahrnehmbar. Sie kann kurze Zeit andauern oder ein ganzes Leben. Sie kann einmalig auftreten. Sie kann in längeren oder kürzeren Abständen wiederkehren. Sie kann ausheilen oder zu Invalidität führen. Sie trifft Jugendliche im Prozeß des Erwachsenwerdens und in der beruflichen Entwicklung. Sie trifft Frauen und Männer, die mitten im Leben stehen und solche an der Schwelle zum Alter.

Weil sie so vielfältig in ihren Erscheinungsformen ist, ist sie auch für Erfahrene oft nur schwer greifbar. Unerfahrene – das sind auch Kranke am Beginn ihres Leidens, Angehörige, Menschen aus dem Freundeskreis und Berufskollegen und die breite Öffentlichkeit – stehen der Krankheit eher ratlos oder zweifelnd gegenüber. Wo so viel Unklarheit besteht, müssen Vorurteile Platz greifen. Diese versteigen sich auf der einen Seite zum Märchen von der Unheilbarkeit der Störung, auf der anderen zu der Unterstellung, die Schizophrenie gäbe es gar nicht. Sie sei eine Erfindung der Psychiater.

Von der »Dementia praecox« zur »Gruppe der Schizophrenien«

Der Gerechtigkeit halber muß angemerkt werden, daß auch die Psychiatrie sich mit der Schizophrenie, den »Psychosen aus dem schizophrenen Formenkreis« – so die korrektere Bezeichnung – schwergetan hat. Seit Emil KRAEPELIN, ein in Heidelberg und München tätiger deutscher Arzt und Psychiatrieforscher, Ende des 19. Jahrhunderts eine Gruppe von psychischen Störungen, die bis dahin als voneinander unabhängige Krankheiten gegolten hatten, als »Dementia praecox« zusammenfaßte, haben die Krankheit und ihre Diagnose eine wechselvolle Geschichte durchgemacht. Dazu hat die Benennung durch KRAEPELIN gewiß beigetragen. Die Psychosen aus dem schizophrenen Formenkreis bewirken eben gerade *keine* »Dementia praecox«, keinen vorzeitigen Verlust des Verstandes, der Denk- oder der Wahrnehmungsfähigkeit und schon gar nicht den Verlust der Intelligenz. Tatsächlich wollte KRAEPELIN mit seiner Benennung ja auch ausdrücken, daß die Erkrankung einen ungünstigen Verlauf, eine ungünstige Prognose habe – im Gegensatz zur manisch-depressiven Krankheit, die sich nach seiner Ansicht durch die völlige Gesundung zwischen den einzelnen Erkrankungsphasen auszeichnete. Das ist aus der geschichtlichen Perspektive nachzuvollziehen. Aus heutiger Sicht aber ist beides nicht richtig. Schizophrene Psychosen können günstig verlaufen; sie können völlig ausheilen. Manisch-depressive Erkrankungen – affektive Psychose – können langwierige psychische Störungen mit nur unvollständiger Erholung zwischen den Erkrankungsphasen sein.

Deshalb war es folgerichtig, daß Eugen BLEULER, Arzt und Forscher am Zürcher Burghölzli, 1911 mit einer neuen Sichtweise von der Krankheit auch einen neuen Namen vorschlug. Er führte den Begriff der »Schizophrenie« in die Sprache der Psychiatrie ein. Er schrieb dazu:

»Ich kenne die Schwächen des vorgeschlagenen Ausdrucks, aber ich weiß keinen besseren, und einen ganz guten zu finden, scheint mir für einen Begriff, der noch in Wandlung begriffen ist, überhaupt nicht möglich. Ich nenne die Dementia praecox *Schizophrenie*, weil, wie ich zu zeigen hoffe, die Spaltung der verschiedensten psychischen Funktionen eine ihrer wichtigsten Eigenschaften ist. *Der Bequemlichkeit wegen brauche ich das Wort im Singular, obschon die Gruppe wahrscheinlich mehrere Krankheiten umfaßt.*« (BLEULER 1911)

BLEULERS Bequemlichkeit hat Schule gemacht. Wir sprechen heute im Alltag nicht ganz korrekt meist von der Schizophrenie. Heinz KATSCHNIG (1989) hebt deswegen unter Berufung auf BLEULER mit Recht noch einmal hervor: »Wegen der damals schon beobachteten unterschiedlichen Verläufe wählte er in der Überschrift seiner berühmten Monographie mit der Bezeichnung ›Gruppe der Schizophrenien‹ absichtlich den Plural«. BLEULERS weitere Konzeption der Störung, die auch frühe psychoanalytische und psychotherapeutische Überlegungen miteinbezog, konnte allerdings nicht verhindern, daß die Schizophrenie von der europäischen Psychiatrie weithin in der verkürzten Sicht einer »körperlichen Krankheit mit schlechter Prognose« betrachtet wurde. Außerdem erwies sich Bleulers Begriff als nicht weniger suggestiv als jener KRAEPELINS: Das Klischee von der »gespaltenen Persönlichkeit« leitet sich direkt vom Wort Schizophrenie ab.

Schizophrenie als Metapher

Dieses Klischee hat sich als ebenso hartnäckig erwiesen, wie der wechselvolle Umgang Psychiatrie mit ihrer zentralen Krankheit. Ihr Schwanken zwischen Pessimismus und Optimismus, zwischen uferloser Ausweitung der Diagnose und Einbeziehung von »Unheilbarkeit« als diagnostischem Kriterium hat sich in fataler Weise in unserem Bewußtsein niedergeschlagen.

Die dadurch »ausgelösten Phantasien sind Reaktionen auf eine Krankheit, die als unheilbar und launisch gilt – d. h. auf eine Krankheit, die unverstanden ist in einer Zeit, in der die Grundprämissen der Medizin lautet: daß alle Krankheiten heilbar seien... Jede Krankheit, die man als Geheimnis behandelt, und heftig genug fürchtet, wird als im moralischen, wenn nicht im wörtlichen Sinne ansteckend empfunden. So sehen sich überraschend viele Menschen mit [Schizophrenie] von Verwandten und Freunden gemieden und werden von Mitgliedern ihres Haushalts zum Objekt von Desinfektionsmaßnahmen gemacht, als ob [Schizophrenie] wie TB eine ansteckende Krankheit wäre. Der Kontakt mit jemandem, der von einer als mysteriöses Übel betrachteten Krankheit befallen ist, gilt unvermeidlich als Vergehen oder gar als Tabu-Verletzung. Schon dem bloßen Namen solcher Krankheiten wird magische Macht zugeschrieben« (SONTAG 1978).

Die amerikanische Schriftstellerin und Essayistin Susan SONTAG schrieb diese Sätze in »Krankheit als Metapher« über ihre eigene Erkrankung – Krebs. Ersetzt man das Wort Krebs, wie ich das getan habe, durch Schizophrenie, sind sie ebenso richtig. Schizophrenie ist eben nicht nur eine Krankheitsbezeichnung. Schizophrenie ist – wie Krebs und Aids – zugleich eine Metapher. Der Begriff steht für alles mögliche andere; und nichts davon ist gut. »Es scheint so, als brauchten alle Gesellschaften eine Krankheit, die sie mit dem Bösen identifizieren und ihren ›Opfern‹ als Schande anlasten können« (SONTAG 1989). Die Schizophrenie scheint dafür besonders gut geeignet zu sein. So kann es kaum verwundern, wenn KATSCHNIG (1989) feststellt:

»Jeder, der beruflich mit Patienten und ihren Angehörigen zu tun hat, weiß, welchen Schrecken die Erwähnung des Wortes Schizophrenie hervorruft und hat gelernt, es nur sehr vorsichtig oder überhaupt nicht zu verwenden. Offenbar hat der Begriff… ein Eigenleben entwickelt, das… der heutigen Realität der Schizophrenie in keiner Weise mehr entspricht.«

Was mich vor zwölf Jahren, als ich selber Krebs bekam, am meisten erbitterte – und zugleich von meiner Angst und Verzweiflung über die düstere Prognose der Ärzte ablenkte –, war die Erkenntnis, wie sehr der Ruf dieser Krankheit das Leiden der an ihr Erkrankten verschlimmerte. Viele meiner Leidensgefährten… waren von ihrer Krankheit abgestoßen und schienen sich ihrer zu schämen. Sie befanden sich offenbar im Banne von Phantasien über ihre Krankheit, die mir völlig fremd waren. Dann dämmerte mir, daß diese Vorstellung z. T. den mittlerweile restlos diskreditierten Wahnideen entsprachen, die man früher von der Tuberkulose hatte.
Susan SONTAG: Aids und seine Metaphern 1989

Schizophrenie als Metapher hat nichts mit jener Krankheit zu tun, deren besonderes Kennzeichen laut BLEULER (1975) darin liegt, daß »das Gesunde dem Schizophrenen erhalten bleibt.« Schizophrenie als Metapher ist nur abwertend. Ob Teenager etwas »schizo« finden, ob politisch Tätige das Handeln des Gegners als schizophren brandmarken, macht da keinen Unterschied. Das Wort schizophren eignet sich hervorragend zur diffamierenden Verkürzung. Journalisten scheinen dafür besonders anfällig zu sein. Wenn sie jemandes Äußerung als besonders widersinnig, unverständlich oder aberwitzig hinstellen wollen, nennen sie sie allzu häufig schizophren. Sie glauben dann sicher zu sein, daß der gebildete Zeitungsleser weiß, was sie meinen; und vermutlich täuschen sie sich nicht. Schizophrenie ist für ihn eine Störung von Geist und Seele, die für pure Unvernunft steht, für Unberechenbarkeit, Unzurechnungsfähigkeit, Verantwortungslosigkeit. Schizophrenie signalisiert Gefahr.

Die Schizophrenie ist im Bewußtsein und in der Sprache der Bevölkerung in unmittelbarer Nachbarschaft von Begriffen wie »geisteskrank«, »schwachsinnig«, »idiotisch« und »irr« angesiedelt. Schizophrenie ist Inbegriff der Geisteskrankheit. Der Umgang von Medien und Öffentlichkeit mit den Politikerattentaten des Jahres 1990 und den mutmaßlichen Krankheiten der Täter hat dies noch einmal in ebenso greller wie bedrückender Weise verdeutlicht. Selbst in ernstzunehmenden Presseorganen fehlte kaum ein Klischee über die Kranken und ihr Leiden, dem die Psychiatrie angeblich hilflos gegenüberstehe – wenn man einmal von Medikamenten absieht, die doch nur ruhigstellen. »Der Spiegel« und »Die Zeit« sind keine Ausnahmen. Von dort bis zur Frage, ob ein Leben mit Schizophrenie denn überhaupt lebenswert sei, ist kein weiter Weg.

Es ist nun einfach zu behaupten, in Wirklichkeit sei alles ganz anders. Ich tue es dennoch. Wer sich die Mühe macht zu versuchen, die Kranken und ihre Krankheit zu verstehen, wird mit Betroffenheit feststellen, in wie schrecklicher Weise das Klischee das Leiden verstärkt. Es verzerrt die Selbstwahrnehmung, untergräbt das Selbstbewußtsein der Kranken und es prägt den Umgang der Gesunden mit ihnen in fataler Weise.

Politische Schizophrenie

Wir aus der alten Bundesrepublik kennen das Krankheitsbild der politischen Schizophrenie. Es ist – zum Beispiel – gegeben, wenn ein erwachsener Mensch zwar das Volk (als Parlamentarier) nicht aber die Bürokratie vertreten darf, weil er nach Ansicht von Bürokraten einer verfasssungsfeindlichen Partei angehört.
H. Sch. »Die Zeit« 22. 2. 91

Erziehung zur Schizophrenie

Um die Formel von der »Erziehung zur Schizophrenie«, auf die Freja Klier das Wesen der DDR-Volksbildung brachte, mußte nicht gestritten werden. Zwingend erschien im Rückblick allein die Frage, warum man einem Erziehungssystem, das ein Micky-Mouse-Heft als »besonderes Vorkommnis« behandelte, so wenig Widerstand entgegensetzte.
FAZ 15. 6. 1992

»Schizophrene Drogenpolitik«

In einem Presse-Communiqué bezeichnet die Schweizerische Volkspartei die gegenwärtige Drogenpolitik im Raum Zürich als widersprüchlich schizophren.
NZZ 31. 7. 1992

Finanzpolitische Schizophrenie

Mit Trommeln und Trompeten werden griffige Sparkonzepte angekündigt und berühmte Beratungsfirmen bemüht. Das Fazit ist dann schließlich eine »Schizophrenie ohne Grenzen«.
NNZ 31. 7. 1992

Irrsinnig bedroht

Ja, die kleine, schäbige taz ist unverzichtbar für die politische Diskussion im Land. Aber es genügt nicht für ein Organ, nicht überflüssig zu sein; der Körper muß das auch wissen. Nun droht das Organ »ganz ultimativ« mit dem Selbstmord. Was halten wir von einem Suizidalen, der uns bittet, wir möchten ihm in den Arm fallen? Richtig: Er hat einen Hang zur Schizophrenie.
Die Zeit 11. 9. 1992

O heilige Schizophrenia

Arbeitsminister Norbert Blüm über Erfahrungen beim Umbau des Sozialsystems
Der Spiegel 26, 1993

Das zentrale schizophrene Syndrom

Was ist nun also Schizophrenie?
In einem ersten Erklärungsversuch greife ich auf Erfahrungen zurück, die Schizophreniekranke selber gemacht und beschrieben haben. Der berühmte Londoner Sozialpsychiater John K. WING hat sie Anfang der siebziger Jahre im Zusammenwirken mit der Englischen National Schizophrenia Fellowship, einer Angehörigenvereinigung, zusammengestellt. Danach gibt es Erfahrungen, die ein »zentrales schizophrenes Syndrom« bedingen. Ein solches ist – entgegen einer weitverbreiteten Meinung – bei Kranken überall in der Welt anzutreffen, sei es in China, in Indien, in Afrika oder in Europa.

»Das zentrale Syndrom ist gekennzeichnet durch das Erlebnis der Eingebung von Gedanken, der Gedankenübertragung und des Gedankenentzugs, durch Stimmen, die der Betreffende in der dritten Person über sich sprechen hört oder die seine Handlungen und Gedanken begleiten, überhaupt durch Wahrnehmungen in seiner psychischen und sozialen Umgebung, die auf verschiedene, charakteristische Weise verursacht sind. Sie kann beispielsweise die ganze Welt in einen so intensiven persönlichen Bezug zu ihm treten, daß sich jedes Geschehen speziell auf ihn zu beziehen scheint und eine besondere Mitteilung an ihn enthält« (WING 1989)

Man kann sich leicht vorstellen, daß solche *Erfahrungen* – sie spiegeln die veränderte Wirklichkeit des Erkrankten, sie sind für ihn Realität – von verschiedenen Menschen unterschiedlich verarbeitet und bewältigt werden. Angst ist eine fast selbstverständliche Reaktion, ebenso das Bedürfnis, diese Wahrnehmungen einer veränderten Wirklichkeit schlüssig zu erklären. Das Ergebnis kann dann ein Wahn sein.

»Man stelle sich beispielsweise vor, jemand hört, wie seine eigenen Gedanken in seinem Kopf nachgesprochen, wiederholt oder so laut gesprochen werden, daß er das Gefühl hat, jeder in seiner Nähe müßte mithören können. Oder seine Wahrnehmungen sind noch ungewöhnlicher: Manche Gedanken wirken verzerrt oder nicht wie seine eigenen, oder scheinen von irgendwo außerhalb zu kommen und werden z. B. als Stimmen gehört. Wir haben es hier mit der Störung einer typisch menschlichen Erfahrungsweise zu tun, nämlich mit einer Störung der inneren Sprache, und es ist leicht einzusehen, daß ein davon Betroffener alle seinem kulturellen Hintergrund geläufigen Erklärungen, wie etwa Hypnose, Telepathie, Radiowellen oder Besessenheit zur Hilfe holt, um diese Störung zu erklären. Mit einiger Phantasie kann man sich so vielleicht vorstellen, was sich zu Beginn einer Schizophrenie abspielt, und verstehen, weshalb Angst, Panik und Niedergeschlagenheit so häufig sind, und warum das Urteilsvermögen so oft gestört ist« (WING 1989).

Aus der Veränderung des Begreifens von der Wirklichkeit leiten sich andere Merkmale der Störung ab. Wer unerschütterlich von der Wirklichkeit dessen, was er sieht und hört, überzeugt ist, hat aus der Sicht der Mitmenschen »Wahnideen«, wenn seine Wahrnehmungs- und Verstehensfähigkeit erkrankt ist. Für die Betroffenen ist es wirklich. Sie hören und sehen tatsächlich. Sie erleben, daß andere ihnen zu nahetreten, sie bedrohen. Sie fühlen sich verfolgt. Die Außenwelt nimmt ihr Erleben als »Verfolgungswahn«. Dabei muß das Wahnhafte ihnen nicht völlig fremd sein. Es kann sich aus ihrer Lebensgeschichte herleiten, sich in Größenideen, religiösen Wahnvorstellung, in der Akzentuierung besonders charakteristischer persönlicher Eigenschaften niederschlagen.

Erleben und Verhalten

Das Erleben, insbesondere aber das Verhalten der Kranken, das für andere oft nicht mehr verständlich und nachvollziehbar wird, bestimmt in der Phase der Erkrankung die Art und Weise, wie sie mit anderen umgehen und wie diese auf sie reagieren. Es leuchtet ein, daß eine Verständigung unter unterschiedlichen Wahrnehmungswelten nur schwer möglich ist, manchmal unmöglich. Insbesondere solange die Krankheit als solche nicht erkannt und anerkannt ist, reagieren Mitmenschen mit Unverständnis. Sie sind oft ungehalten. Sie normalisieren. Sie pochen darauf, daß der oder die andere die Regeln des üblichen mitmenschlichen Umgangs einhalten, daß sie ihre Aufgaben und sozialen Rollenverpflichtungen erfüllen. Sie erwarten, daß die Erkrankten sich »normal« verhalten. Sie kommen gar nicht auf die Idee, sie könnten es mit psychisch gestörten Menschen zu tun haben.

Sie erwarten deshalb von ihnen, sie mögen sich verhalten wie andere Menschen auch; und sie sind schlicht sauer, wenn Kranke, die zu Beginn ihres Leidens ja auch nicht wissen, was sich in ihnen abspielt, auf ihre Symptome etwa mit sozialer Lähmung und gefühlsmäßigen Rückzug reagieren und beispielsweise nicht mehr pünktlich und nicht mehr regelmäßig zur Arbeit erscheinen. Sie sind ungehalten, wenn die Kranken im Gespräch mit ihnen zugleich mit ihren Stimmen beschäftigt sind, von denen sie nichts ahnen. Sie verstehen ihre Angst und ihre Schreckhaftigkeit nicht und reagieren schließlich mit Gereiztheit, wenn sie mit ihrem Wunsch nach früher üblicher Nähe und sozialem und emotionalem Umgang mehrfach zurückgewiesen werden, weil auch das Gefühlsleben der Kranken gestört ist, ohne daß die Menschen aus ihrer Umgebung dies wissen.

Es ist nicht schwer, sich vorzustellen, daß aus solchem psychosebedingtem einander Nicht-Verstehen-Können viel Leid erwachsen kann, viel Zorn, Bedrückung, Gefühle von Gereiztheit und Bedrohung, aber auch Aggressivität bis zur Handgreiflichkeit. Es ist auch nicht schwer zu verstehen, daß die Veränderung der gegenseitigen Wahrnehmung, für die man keine Erklärung hat, bei den Kranken wie bei ihrer Umgebung Ratlosigkeit auslösen muß – und Hilflosigkeit. Wenn die bewährten Formen des Umgang miteinander nicht tragen, werden Beziehungen aussichtslos. Wenn soziale Normen und Erwartungen nicht mehr eingehalten werden und gewohntes Rollenverhalten nicht mehr gelebt werden kann, trägt das Prinzip von der Normalisierung und Normalität im Umgang miteinander nicht mehr. Es muß zum Bruch kommen, wenn das Verhalten des anderen nicht als krankhaft verändert wahrgenommen – und damit bis zu einem gewissen Grad auch entschuldigt – werden kann.

Im Alltag gehen langwierige Leidensphasen dem Begreifen voraus, daß eine Krankheit vorliegt: heftige Konflikte zwischen den Kranken und ihren Angehörigen, Abbrüche von Freundschaften, sozialer Rückzug der Betroffenen, Ausschluß aus Vereinigungen und Gruppen, in denen sie lange gelebt haben, Berufs- und Wohnungsverlust, wenn nicht gar Verwahrlosung. Der amerikanische Medizinsoziologe David Mechanic (1962) hat vor vielen Jahren festgestellt, es dauere bis zu zwanzig Jahre, bis psychotisches Verhalten als Krankheit erkannt werde. Dabei geht es beiden Seiten gleich. Die Kranken spüren, daß sich mit ihnen etwas verändert hat, daß irgendetwas nicht stimmt. Aber sie wissen nicht was; zumindest können sie es nicht als psychische Krankheit begreifen. Ihre gesunden Mitmenschen merken ebenfalls, daß sich etwas verändert. Aber sie können sich nicht erklären, was. Sie nehmen die Veränderung aufgrund von allgemeinen sozialen und normalpsychologischen Maßstäben wahr. Ein Krankheitsdenken liegt ihnen fern, weil die Unterstellung wechselseitiger »Normalität« eine wesentliche Grundlage gesellschaftlichen Zusammenlebens und Handelns ist. Dem Scheitern der normalpsychologischen Bewältigungsversuche folgt nicht selten die krisenhafte Zuspitzung, der psychische Zusammenbruch, der die Diagnose und die psychiatrische Behandlung erst möglich macht.

Schizophrenie ist nicht Verrücktheit

Schizophrenie ist nicht gleichbedeutend mit Verrücktheit. Schizophrenie ist ein Krankheitskonzept mit begrenzter Reichweite und Aussagekraft. Der Begriff steht für ein vielfältiges Bild von psychischen Störungen, die wesentlich durch das oben dargestellte »zentrale schizophrene Syndrom« gekennzeichnet ist. Er ist ein Arbeitsinstrument der Psychiatrie mit genau umschriebenen Ein- und Ausschlußkriterien. Es ist kein Etikett für Menschen, die sich sonderbar verhalten. Er sollte es zumindest nicht sein. Menschliches Verhalten ist nicht deshalb schizophren, weil es merkwürdig, unverständlich, bizarr, unberechenbar, gewalttätig oder widersinnig erscheint.

Schizophrenie hat, wie John Wing (1989) schreibt, nichts mit Gewalttätigkeiten bei Fußballspielen zu tun oder mit dem Verhalten gestreßter Politiker, mit Drogenabhängigkeit oder Ladendiebstahl. Sie hat primär nichts mit der Kreativität von Künstlern zu tun und auch nichts mit den Umtrieben von Wirtschaftsmanagern oder Generälen – man denke an den Bau von Giftgasanlagen oder die Ermordung von Kindern in den Straßen von Sarajewo: »Es ist nicht einmal richtig, daß alle Menschen mit der Diagnose Schizophrenie verrückt sind; sie können aus der Sicht des Laien vollkommen gesund sein« (WING 1989).

In diesem Sinne ist der Schweizer Schriftsteller – und Psychiater – Walter VOGT (1970) zu verstehen, wenn er schreibt:

»Es hat auch keinen Sinn mehr, immer wieder von Gérard de Nerval, Antoine Artaud, August Strindberg, Friedrich Nietzsche und Hölderlin in Walser zu sprechen. Wer schreibt, ist verrückt…
Friedrich Dürrenmatt ist verrückt.
Peter Handke ist verrückt.
Peter Bichsel ist verrückt.
Henri Michaux ist verrückt.
Francis Ponge ist verrückt.
Harold Pinter ist verrückt.
Max Frisch, Jossif Brodskij, Paul Celan, H. C. Artmann, Slawomir Mrozek, Pablo Neruda, Witold Gombrowicz, Tennessee Williams und William Carlos Williams, die sind doch alle verrückt. Und wenn ich von mir selbst sprechen darf: ich bin auch verrückt.
Hans Habe ist normal.
Verrückt oder normal ist eine Frage der gesellschaftlichen Akzeptation. Und darüber entscheidet weder Frankl in Wien oder Bleuler in Zürich, noch Kisker in Hannover – darüber entscheidet, zum Beispiel, Kiesinger in Bonn, Springer oder Ringier in der Schweiz, Franz Josef Strauß. Das heißt, auch diese entscheiden nicht »selbst«, sie lassen vielmehr das entscheiden, was sie das gesunde Volksempfinden nennen, das, wovon sie glauben, daß die es glauben, die sie für ihre Wähler oder Konsumenten halten. Aber man muß es ihnen lassen: sie verstehen etwas davon.«

Wenn wir das Wort Schizophrenie im Zusammenhang mit einem bestimmten Menschen gebrauchen, verwenden wir eine wissenschaftliche Abstraktion, die sich aus einigen speziellen Aspekten seines Verhaltens und seines Erlebens ableitet. Wenn sie schwerwiegend sind, verändern sie seine Persönlichkeit und sein künftiges

Leben . Dennoch bleibt er ein einzigartiges menschliches Wesen. Er bleibt es, weil das grundsätzliche Kennzeichen der Schizophrenie darin besteht, daß *das Gesunde dem Schizophrenen erhalten bleibt.*

»Schizophrenien sind Psychosen. Es ist falsch (und hat häufig für den Kranken schwerwiegende Folgen), psychische Veränderungen als Schizophrenien anzusprechen, die nie Grad und Charakter einer Psychose angenommen haben.«

»Das grundsätzliche Kennzeichen, das freilich nicht in jedem Stadium nachweisbar ist, liegt darin, daß das Gesunde dem Schizophrenen erhalten bleibt. Es wird nicht aufgelöst, sondern versteckt. Das schizophrene Leben ist weiter gekennzeichnet durch Mangel an Einheitlichkeit und Ordnung aller psychischen Vorgänge. Widerstrebende Vorstellungen und Emotionen werden ungenügend aneinander angepaßt und laufen widersprüchlich nebeneinander. Wie im Traum, im autistischen und im archaischen Denken des Gesunden überwiegt im Schizophrenen die Tendenz, sich – unbekümmert um die Realität – ein Bild der Welt nach dem eigenen widersprüchlichen Wesen und den eigenen widersprüchlichen Wünschen und Ängsten zu schaffen. Es resultieren die Zerfahrenheit des Denkens und des Gefühlslebens und die Unmöglichkeit, sich als einheitliche Person zu empfinden« (BLEULER, Lehrbuch, 1975).

3 Ist Schizophrenie eine Krankheit?

*Schizophrenie ist ein von Eugen Bleuler
erfundenes Wort.*
Th. Szasz, 1979

Die Psychosen aus dem schizophrenen Formenkreis seien keine Krankheit; sie seien eine Erfindung der Psychiater. Diese Auffassung verficht der amerikanisch-ungarische Psychiater Thomas S. Szasz seit Jahrzehnten mit anhaltender Erbitterung:

»Was ist Schizophrenie? Was bedeutet der Begriff Schizophrenie? Im elementarsten Sinne könnten wir sagen, daß Schizophrenie ein von Eugen Bleuler erfundenes Wort ist« (1976). Die Behauptung, bestimmte Menschen hätten eine Schizophrenie und andere nicht, stütze sich nicht auf irgendeine medizinische Entdeckung, sondern nur auf medizinische Autorität. Sie sei nicht das Ergebnis wissenschaftlicher Arbeit, sondern ethischer und politischer Entscheidungen. Kurz, Kraepelin und Bleuler hätten die Krankheiten, auf die sich ihr Ruhm stütze, nicht entdeckt, sondern erfunden. Die Schizophrenie sei zum »heiligen Symbol« der Psychiatrie geworden:

»Wenn ein Priester Wasser segnet, dann wird es zu Weihwasser – und damit zum Träger wohltätiger Kräfte. In vergleichbarer Weise wird ein Mensch, der von einem Psychiater verflucht wurde, zu einem Schizophrenen – und damit zum Träger böser Kräfte. Ebenso wie göttlich und dämonisch ist schizophren ein Begriff, der inhaltlich ebenso vage ist, wie seine Implikationen schrecklich sind« (Szasz 1979).

Szasz' missionarischer Kampf gegen die Schizophrenie als psychische Krankheit ist nicht ohne Wirkung geblieben. Er wurde früh von den geistigen Vätern der englischen antipsychiatrischen Bewegung aufgenommen und modifiziert. Die Auseinandersetzung um die Schizophrenie als Krankheit schwappte im Rahmen der 68er-Bewegung auf den Kontinent über. Sie war in jenen bewegten Jahren Alltagsthema psychiatrischer Lehrveranstaltungen. Gelegentlich bot sie Anlaß zur Sprengung von Vorlesungen und Seminaren. Dabei ging es allerdings nicht so sehr um die Leugnung des Zustandes, »den andere Leute schizophren nennen«, – so LAING bei einem Besuch (FINZEN 1977). Im Mittelpunkt stand vielmehr die soziale Dimension der Erkrankung. Die Frage war heiß umkämpft, ob der medizinische Krankheitsbegriff für die Psychosen aus dem schizophrenen Formenkreis angemessen sei. Ihm wurde von der Antipsychiatrie wie von der sich rasch entwickelnden Sozialpsychiatrie der »soziale« Krankheitsbegriff entgegengesetzt: Psychische Krankheit, insbesondere Schizophrenie, wurde von ihren Vertretern vorrangig als sozialer Prozeß verstanden (z. B. DÖRNER 1975, KEUPP 1972).

Dieser Streit lockt heute kaum mehr jemanden hinter dem Ofen hervor. Es ist ein Streit um des Kaisers Bart. Denn selbstverständlich hat jede Krankheit, unabhängig von ihrer Ursache, immer eine soziale Dimension. Und psychische Krankheit wird – ebenfalls unabhängig von ihrer Ursache – in erster Linie aufgrund ihrer sozialen Auswirkungen sichtbar.

Psychische Krankheiten als Verhaltensstörungen

Psychische Krankheiten sind unabhängig von ihrem sonstigen Charakter immer auch Verhaltensstörungen. Man kann sagen, daß sie in erster Linie aufgrund ihrer Verhaltensäquivalente identifiziert und eingeordnet werden. Das Fehlen objektiv meßbarer Kriterien – wie Temperaturanstieg oder Veränderung der Blutzusammensetzung – hat zu Unsicherheiten über die Definition psychischer Krankheiten geführt. Die fehlende oder nicht nachweisbare körperliche Grundlage vieler psychischer Krankheiten hat SZASZ (1972) veranlaßt, sie zum Mythos zu erklären.

Man kann darüber streiten, ob die Leugnung von Krankheit bei schwerwiegender Verhaltensstörung den Betroffenen hilft. Letztlich fordert ihr abweichendes Verhalten soziale Sanktionen heraus, wenn es nicht als krankhaft anerkannt – und entschuldigt – wird. Wenn man begreift, daß Verhalten, aus welchen Gründen immer, so gestört sein kann, daß es nurmehr begrenzt oder gar nicht mehr dem Willen der Betroffenen unterliegt, muß man sich sehr wohl überlegen, wie man diese Verhaltensänderung nennt. Man muß fragen, ob es nicht schon aus pragmatischen Gründen sinnvoll sein kann, ihnen den Schutz und die Privilegien – und damit selbstverständlich auch die Nachteile – der Krankenrolle zuzubilligen. Denn ohne jeden Zweifel führen jene Verhaltensstörungen, die wir psychische Krankheit nennen, zu Beeinnträchtigungen im Alltag.

Anders als körperlich Kranke, die unfähig sind, Leistungsanforderungen zu entsprechen, können psychisch Kranke zusätzlich oft die Rollenerwartungen ihrer Umwelt an sie nicht erfüllen (PARSONS 1967). Bei tiefgreifenden Störungen, wie etwa den Psychosen aus dem schizophrenen Formenkreis, ist darüber hinaus die Fähigkeit eingeschränkt, Rollenerwartungen zu *erkennen*. Mit anderen Worten, ihre Beziehung zur Umgebung ändern sich in einer Art und Weise, die sie selber nicht oder nur begrenzt kontrollieren können.

Von außen erscheinen sie dann als antriebsgesteigert oder antriebsarm, als »mutistisch«, »autistisch« oder zerfahren im Denken, wie in gehobener oder gedrückter Stimmung, als kontaktarm oder distanzlos. Keines dieser Verhaltensäquivalente von psychischen Störungen ist für sich alleine Ausdruck von Krankheit. Symptome sind Zeichen, keine Beweise. Ich werde im nächsten Kapitel darauf zurückkommen. Es kommt vielmehr entscheidend darauf an, wie die Betroffenen sich früher verhalten haben, und was sie dazu veranlaßt, sich jetzt anders zu verhalten.

Nicht jede Veränderung, die von der Umwelt als »verrückt« bezeichnet wird, ist Ausdruck einer psychischen Störung. Es gibt mannigfache andere Erklärungen. Nicht alle psychisch Kranken müssen unvernünftig oder gestört erscheinen. Allerdings ist es wahrscheinlich, daß jene psychischen Störungen erkannt und identifiziert werden, die mit Verhaltensstörungen verbunden sind – und zwar mit solchen, die den Menschen in der unmittelbaren Umgebung unangenehm sind.

Wie immer psychische Krankheiten medizinisch abgegrenzt werden, wie immer sie psychopathologisch definiert sein mögen, für die Laien, die Angehörigen, die Mitmenschen stellen sie sich als auffälliges, als abweichendes, als unerwünschtes soziales Verhalten dar, das Sanktionen, das Gegenmaßnahmen herausfordert. Der Weg von da bis zur Erkenntnis, daß eine Krankheit vorliegt, ist für die Kranken wie für ihre Angehörigen oft ein langer, mühsamer und schmerzlicher Prozeß (vgl. YARROW u. a. 1955, WING 1980), der nicht selten mit sozialem Abstieg und der Zerstörung der Familie verbunden ist. Zur Ratlosigkeit über die Veränderung der eigenen Persönlichkeit kommen die Vorurteile der Umwelt. Diese wiegen um so schwerer, weil die Kranken selber sie im wesentlichen teilen.

Die soziale Rolle der psychisch Kranken

Körperlich Kranken wird mit der Anerkennung ihrer Krankheit eine klar definierte soziale Rolle zugewiesen, die sie ohne Scham akzeptieren können, und die sie von einem Großteil ihrer sozialen Pflichten befreit (PARSONS 1951). Psychisch Kranke hingegen befinden sich in einer anderen Lage. Sie sind nicht nur durch die Krankheit selber, sondern auch durch unsichere soziale Zuordnung mit dem Verlust ihrer Identität bedroht. DÖRNER (1970) und JAEKKEL und WIESER (1970) haben in diesem Zusammenhang von einer »Nicht-Rolle« gesprochen. PARSONS (1967) argumentiert ähnlich. Nach seinen Feststellungen werden psychisch Kranke mit der Anerkennung ihres Leidens zwar auch von sozialen Pflichten entbunden. Aber die Übernahme der Krankenrolle ist für sie immer noch weitgehend gleichbedeutend mit sozialer Ausgliederung und Stigmatisierung.

Ihre soziale Situation wird gewiß nicht leichter, wenn man darauf verzichtet, ihre Störung als Krankheit zu werten. SZASZ ist da immerhin konsequent: Keine Schuldminderung bei Straftaten psychisch Gestörter, Ordnungshaft in der Arrestzelle statt im psychiatrischen Krankenhaus bei grob störendem Verhalten. Kein Krankengeld, keine Invaliditätsrente, keine Entbindung von Aufgaben und Rollenverpflichtungen in Familie und Beruf – alles das als Preis dafür, daß die Betroffenen der Stigmatisierung als psychisch krank entgehen.

Aber entgehen sie ihr wirklich? Tritt nicht zumindest bei schweren psychischen Störungen mit Verhaltensauffälligkeiten die Laiendiagnose mit absoluter Sicherheit an die Stelle der professionellen? Wird der Gestörte, dem man die Krankenrolle verweigert, sozial besser dastehen, wenn er als Spinner, als Verrückter, als Idiot, als »Blöder« qualifiziert und abqualifiziert wird? Ist der Preis nicht zu hoch?

Im Hintergrund von Szasz' (1972) Verdächtigung psychischer Krankheit als »Mythos« steht die strikte Ablehnung psychiatrischer Behandlung gegen den Willen der Betroffenen. Für Szasz gilt nur die organische Schädigung als Krankheit oder als Ursache von Krankheit. Neben der Psychiatrie sind auch Psychologie und Sozialwissenschaften ihm verdächtig. Im Grunde ist seine Haltung ziemlich reaktionär. Nach seiner Logik ist der Herzinfarkt eine Krankheit, nicht aber der streßbedingte schwer erhöhte Blutdruck, der dazu führt. Das Magengeschwür ist für ihn eine Krankheit. Aber wie ist das mit der psychisch bedingten erhöhten Sekretion der Magensäure, die das Geschwür auslöst? Die Fliegenpilzvergiftung ist für ihn eine Krankheit, nicht aber das akute schizophrene Syndrom, das genauso aussehen kann. Die Depression ist für ihn eine Krankheit, wenn sie Begleitung einer hirnorganischen Störung ist, nicht aber wenn sie Ausdruck der »funktionellen« manisch-depressiven Psychose ist.

Kontinuum zwischen »gesund« und »gestört«?

Szasz Denken spielt in der Psychiatrie kaum mehr eine Rolle. In der psychiatrie-kritischen Öffentlichkeit hat es jedoch Niederschlag gefunden und wirkt fort. Das gilt insbesondere für die Feuilletonredaktionen, deren Mitarbeiter das Wort Schizophrenie häufig als Metapher benutzen, aber selten Gelegenheit haben, einem Menschen zu begegnen, der mit dieser Störung leben und sich mit ihr auseinandersetzen muß.

Daß es fortwirkt, hat aber noch andere Gründe. Viel verbreiteter als die radikalen Positionen von SZASZ und seinen Mitstreitern sind die Ideen der Psychoanalyse und anderer psychodynamisch orientierter Psychotherapien. Für sie ist das gestörte Verhalten eines Klienten mit gewissen Einschränkungen Teil eines Kontinuums zwischen »gestörtem« und »gesundem« Verhalten. Es unterscheidet sich nur quantitativ. Es ist eine Anpassungsstörung, aber nicht etwas qualitativ anderes. Es unterliegt den gleichen Vorstellungen von Persönlichkeitsentwicklung und sozialer Integration.

Für die Psychotherapeuten stellt sich die Frage, ob ein Klient krank sei, nicht mit der gleichen Schärfe wie für die Ärzte. Für die Psychotherapeuten haben die Patienten Probleme. Sie unterstellen eine psychische Störung, weil die Kranken leiden und um Expertenhilfe bitten, oder weil ihr Verhalten so unangemessen und unangepaßt ist, daß andere Leute sie an psychiatrische Dienste verweisen. Unter psychodynamischen Gesichtspunkten versuchen psychotherapeutisch orientierte Psychiater zu klären, welche Aspekte in der Persönlichkeitsentwicklung der Patienten dazu geführt haben, daß sie Probleme haben. Sie gehen bei ihrem Ansatz davon aus, daß sie – ihre Behandlungsmethode und die Psychotherapie – durch Änderungen der Persönlichkeit zur Überwindung oder zur Linderung der Probleme beitragen können (WILLI 1978).

Diese Betrachtungsweise hat jedoch Grenzen, wenn die Störung zu einer qualitativen Veränderung von Empfinden und Verhalten führt. Das ist bei körperlich begründbaren psychischen Störungen ebenso wie bei den funktionellen Psychosen – der manisch-depressiven Krankheit und den Psychosen aus dem schizophrenen Formenkreis. Ihnen gegenüber versagt der psychotherapeutisch-psychodynamische Zugang bei der Behandlung wie als Erklärungsmodell weitgehend. Bei diesen Störungen gibt es einen qualitativen Sprung. Vergleiche hinken immer. Aber es hilft vielleicht beim Nachdenken, wenn wir das Modell der Geschwürserkrankung beim Magen wieder aufnehmen: Schmerzen treten auch auf, wenn zuviel übersäuertes Magensekret abgesondert wird. Aber es ist ein qualitativer Unterschied, ob die Beschwerden »nur« funktionell sind, oder ob bereits ein Geschwür, also eine Verletzung der Magenschleimhaut eingetreten ist.

Geistige Behinderung als Parallele?

Die Frage, ob Schizophrenie eine Krankheit sei, ist vor kurzem von unerwarteter Seite wieder aufgegriffen worden. Heinz HÄFNER (1989) stellt sie in einer beachtenswerten Studie zur Häufigkeit schizophrener Psychosen in unterschiedlichen Kulturen. Die Gleichförmigkeit in der Verteilung bedeute, daß die Hoffnungen der transkulturellen Psychiatrie, zur Aufklärung der Ursachen der Schizophrenie beitragen zu können, stark geschrumpft seien.

Auf der Suche nach epidemiologisch ähnlich verteilten krankhaften Zuständen wird HÄFNER bei schwer und mäßig ausgeprägten geistigen Behinderungen (IQ unter 60) fündig. Diese weisen wie die schizophrenen Erkrankungen statistisch annähernd gleichverteilte Zwischenstufen zwischen Gesundheit und Beeinträchtigung auf:

»Die eine Definition der Schizophrenie, die mit den Symptomen ersten Ranges (K. SCHNEIDER) bzw. mit der Kernschizophrenie... gegeben wird, wäre dann das extrem negative Ende einer Schizophreniedimension. Die Raten würden größer, mehr Variabilität der ungeordneten Syndrome und weniger scharfe Abgrenzungen zeigen, wenn die klinische Diagnose Schizophrenie als Schwellenwert gewählt würde. Sie würden noch größer und variabler, wenn die symptomatischen Schizophrenien und die schizophrenieähnlichen Zustände, die schizophrenia spectrum disorders, eingeschlossen würden. Nach dem positiven Ende hin könnten sich leichtere Störungsmuster bis hin zur psychischen Gesundheit anschließen« (HÄFNER 1989).

Vereinfacht würde dies bedeuten: Wie bei der Intelligenz gibt es bei der Schizophrenie mehr oder weniger Schizophrenie-»potential«. Wer sehr wenig Intelligenz hat, ist geistig behindert. Wer sehr viel Schizophrenie-»potential« hat, ist schwer schizophren; wer weniger davon hat, hat gelegentlich schizophrene Symptome. Wer ganz wenig hat, kann nicht an Schizophrenie erkranken.

Eine Graphik HÄFNERS macht diese empidemiologischen Parallelen bildhaft. (vergl. Folgeseite 44)

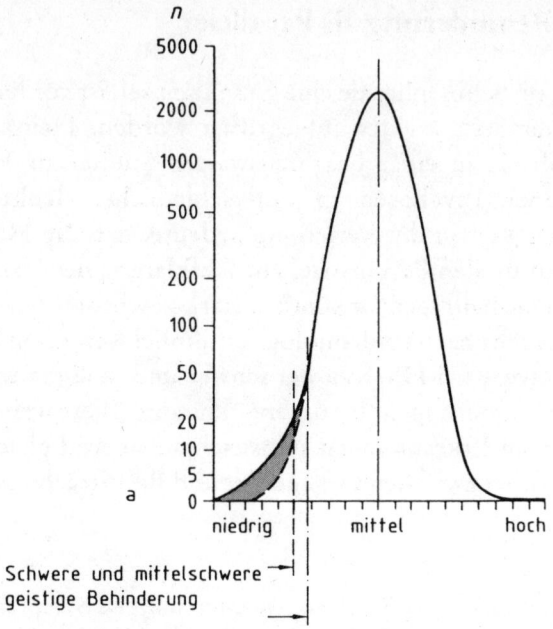

a

Schwere und mittelschwere
geistige Behinderung

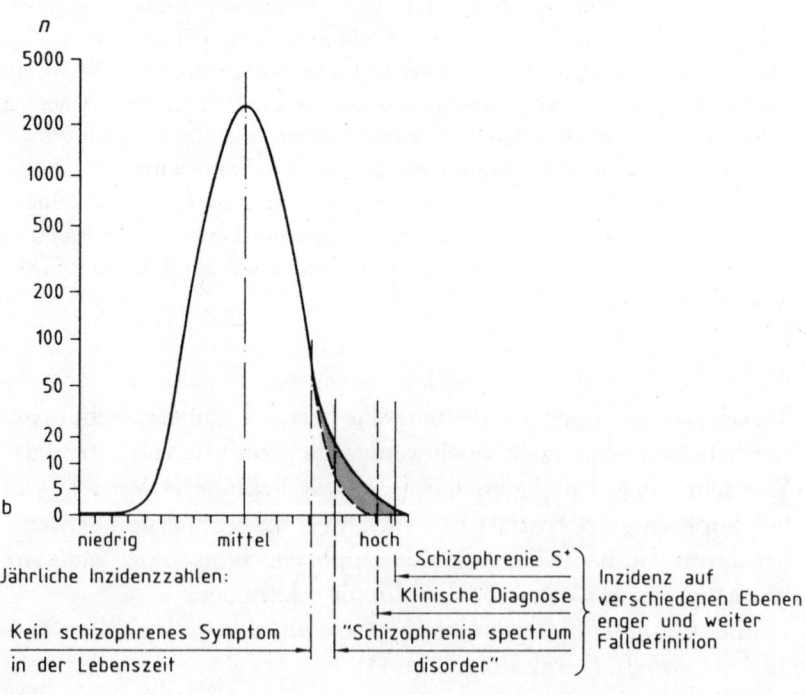

b

Jährliche Inzidenzzahlen:

Schizophrenie S*

Klinische Diagnose

Kein schizophrenes Symptom
in der Lebenszeit

"Schizophrenia spectrum
disorder"

Inzidenz auf
verschiedenen Ebenen
enger und weiter
Falldefinition

Abb. 1: a) Verteilung des Intelligenzquotienten mit Schwellenwerten für geistige Behinderung. Schraffierter Bereich: Erweiterung der Normalverteilung: Schwere Formen geistiger Behinderung als Folge verschiedener Hirnkrankheiten und -defekte. b) Spekulatives Modell: Verteilung der Vulnerabilität für Schizophrenie mit Schwellenwerten für verschiedene Definitionen schizophrener Erkrankungen. Schraffierter Bereich: Hypothetische Erweiterung der Normalverteilung am maximalen Ende der Schizophreniedimension durch »symptomatische« schizophrene Syndrome. (HÄFNER 1989)

Die Annahme solcher Zusammenhänge ist nicht neu. So hat KRETSCHMER (1921) einen fließenden Übergang vom »psychisch gesunden« schizothymen Charakter über die schizoide Persönlichkeit zur schizophrenen Psychose vermutet. So hat MEEHL (1961) eine Kontinuität von der Schizophrenie über leichtere, dem schizophrenen Syndrom ähnliche Störungen bis hin zur Normalität angenommen.

Schizophreniformes Verhalten ist demnach eine Intensitäts- und Ausdruckskontinuität von leichter, gerade noch erkennbarer bis zu schwerer, die Betroffenen beherrschender Symptomatik. Es ist in mancher Hinsicht der Intelligenz vergleichbar und wie diese im Sinne einer statistischen Normalverteilung in seinem Ausmaß unterschiedlich ausgeprägt. Dieses Modell erscheint in mancher Hinsicht plausibel. Auf überraschende Weise nähert sich HÄFNER mit einer epidemiologischen Betrachtungsweise den Vorstellungen der psychodynamisch orientierten Psychiatrie an, für die psychische Krankheit in erster Linie eine Problem-Kontinuität von leicht bis schwer ist.

Die Antwort auf die Frage, ob Schizophrenie auf dem Hintergrund dieser komplexen und schwierigen Überlegungen eine Krankheit ist, lautet am Schluß klar und eindeutig: Ja, sie ist eine. Aber sie ist es in untypischer Weise.

4 Symptome – Zeichen der Krankheit

Kranke haben Symptome. Symptome sind keine Krankheit.

Das schizophrene Leben ist gekennzeichnet durch Mangel an Einheitlichkeit und Ordnung aller psychischer Vorgänge.
BLEULER, Lehrbuch, 1975

»Ich habe oft das Gefühl gehabt, daß die Kranken nicht erklären können und die Gesunden nicht verstehen«, schreibt ein Arzt nach dem Durchleben einer schizophrenen Psychose. Das trifft es ziemlich genau. Auch wenn wir den Kranken genau zuhören, müssen wir als Diagnose-Fachleute ihre Erzählung abstrahieren und auf Symptome als Zeichen der Krankheit zurückführen. Das Erleben und die Erfahrungen der Betroffenen werden so zum »zentralen schizophrenen Syndrom«. Gute und böse Gefühle reichhaltiger Art, Übertragungen und Gegenübertragungen, Wahrnehmungen und Gedanken in unbegrenzter Vielfalt bleiben so auf der Strecke. Das ist bedauerlich. Es ist zugleich unvermeidlich, wenn wir jenseits der Fülle des Erlebens den systematischen Zugang zum Besonderen schizophrenen Fühlens und Denkens finden wollen.

Unter diesem Vorbehalt will ich in diesem Kapitel die Zeichen und Symptome der Psychosen aus dem schizophrenen Formenkreis darstellen wie Wissenschaftler und Therapeuten sie beobachtet und beschrieben haben. Selbstverständlich bringe ich meine eigenen Erfahrungen aus einem Vierteljahrhundert psychiatrischer Arbeit ein. Ansonsten habe ich mich auf den Weg zurück zu den Quellen gemacht. Ich orientiere mich bei der Schilderung der Symptome vor allem an Eugen BLEULERS Erstbeschreibung der »Gruppe der Schizophrenien« aus dem Jahre 1911, an der 1. Auflage seines Lehrbuchs der Psychiatrie aus dem Jahre 1916, sowie an der Bearbeitung von Manfred BLEULER (1975). Nirgendwo sonst werden die Symptome so eindrucksvoll beschrieben. Nirgendwo sonst werden die gesunden Anteile der von der Krankheit Betroffenen so nachdrücklich hervorgehoben. Die Reduktion auf moderne Diagnosekriterien erfolgt im nächsten Kapitel. Die von manchen neueren Autoren vorgenommene Zuordnung der Symptome als Plus- oder Minus-, Positiv- oder Negativsymptome oder Basisstörungen sei hier im Interesse der Übersichtlichkeit lediglich erwähnt. Sie ist von größerer Bedeutung für die Behandlung als für das Verständnis der Krankheit.

Die zusammenhängende Darstellung der Krankheitssymptome ist unumgänglich. Sie bereitet mir dennoch Unbehagen: Die umfassende Aufzählung der Symptome verfälscht das Bild von der Krankheit. Die einen sind schwerwiegend, andere sind von geringerer Bedeutung. Vor allem aber kommen sie nie alle gemeinsam beim gleichen Kranken zur gleichen Zeit vor. »*Alle die angeführten Störungen können vom Maximum, das einer vollständigen Verwirrtheit entspricht, bis auf nahezu null schwanken.*« (E. BLEULER 1911)

Schizophreniesymptome – die Systematik Bleulers

BLEULER unterscheidet zwischen *Grundsymptomen* und *akzessorischen* – also zusätzlichen – *Symptomen*. Zu den Grundsymptomen gehören die

- »veränderten einfachen Funktionen«: Denken (Assoziationen), Gefühl (Affektivität) und Ambivalenz; die »intakten einfachen Funktionen«: Empfindung und Wahrnehmung, Orientierung, Gedächtnis, Bewußtsein, Beweglichkeit (Motilität).
- »zusammengesetzten Funktionen«: das Verhältnis zur Wirklichkeit, Autismus, Aufmerksamkeit, Wille, Person, schizophrene »Demenz«, Handeln und Benehmen.
- Die akzessorischen Symptome sind: Sinnestäuschungen, Wahnideen, akzessorische Gedächtnisstörungen, Veränderungen der Persönlichkeit, Veränderungen von Sprache und Schrift, körperliche Symptome, katatone (körperlich-motorische) Symptome (neun) und vielfältige (dreizehn) akute Syndrome.

Die Systematik in der ersten Auflage des Lehrbuchs (1916) ist ähnlich. Später werden einzelne Symptomenkomplexe anders gruppiert. Insbesondere die »zusammengesetzten Funktionen« entfallen als selbständige Gruppe. Manche der akzessorischen Symptome, insbesondere der neun katatonen Symptome und der dreizehn akuten Symptome lassen sich anders zuordnen. Die schizophrene Demenz, die in der Erstbeschreibung eine große Rolle spielt, wird als Pseudodemenz – als Verkennung der intellektuellen Situation des Psychosekranken – entlarvt. Melancholische und manische Zustände gehören zu den Störungen der Affektivität, des Gefühls. Andere sind wohl eher Folgen der Störung als eigenständige Symptome.

Im Interesse der Übersichtlichkeit werden die Symptome der Psychosen aus dem schizophrenen Formenkreis hier wie folgt gruppiert:
1. Störungen des Denkens
2. Störungen des Gefühls
3. Störungen des Wollens, Handelns und des Ich-Erlebens (Ich-Störungen)
4. Die akzessorischen (zusätzlichen) Symptome
Dazu kommen
5. Die »intakten« Funktionen, die nur indirekt beeinträchtigt sind.
Diese Gliederung weicht nur auf den ersten Blick von der Bleulerschen Systematik ab. Unter Ziffer 3 sind die ursprünglichen »zusammengesetzten Funktionen« zusammengefaßt. Lediglich die Ambivalenz als drittes Bleulersches Grundsymptom wird hier als zusammengesetzt betrachtet. Sie hat ihren Ursprung in den Störungen des Denkens und des Gefühls; zugleich schlägt sie sich in Störungen des Wollens und des Handelns nieder. Ganz sicher wird bei der Zuordnung mancher Symptome willkürlich verfahren – in diesem Text ebenso wie ursprünglich von Bleuler und deren Autoren. So ist es beispielsweise eine Ermessensfrage, ob die Störungen der Sprache und der Schrift als unmittelbare Bestandteile der Störungen des Denkens aufgefaßt werden oder als »zusätzliches« Symptom. So ist auch die eingefügte Übersicht über die Symptome von Dilling und Reimer (1990) zu verstehen.

Die Symptome – eine Übersicht

Grundsymptome

- *Formale Denkstörung:* Zerfahrenheit (Denkdissoziation, zusammenhanglos, alogisch), Sperrung des Denkens oder Gedankenabreißen, gemachte Gedanken oder Gedankenentzug, Begriffszerfall, Kontaminationen (Begriffsverschiebung, Konkretismus, Symbolismus)

- *Störungen der Affektivität:* inadäquate Affektivität (Parathymie: inadäquater Affekt in bezug auf den Gedankeninhalt, Affekt bzw. Erleben entsprechen nicht dem Affektausdruck), Ambivalenz (beziehungsloses Nebeneinanderbestehen, unvereinbare Erlebnisqualitäten), Instabilität der Stimmungslage, mangelnder Kontakt, affektive Steifigkeit, Verflachung, Gefühlseinbrüche, Verlust der emotionalen Schwingungsfähigkeit, aber auch ekstatische Stimmung mit Glücksgefühl und Entrücktheit, Ratlosigkeit, erlebte Gefühlsverarmung, depressive Verstimmungen

- *Ich-Störungen:* Desintegration von Denken, Fühlen, Wollen, Handeln. Autismus (Rückzug aus der Wirklichkeit, überwiegendes Binnenleben; auch sekundär nach negativen Umwelterfahrungen), Entfremdungserlebnisse (Depersonalisation, Derealisation – eher unspezifisch!), Verlust der Meinhaftigkeit, häufig verbunden mit dem Erleben des von außen Gemachten und der Beeinflußung von Fühlen, Wollen und Denken

Akzesssorische Symptome

- *Wahn* (Verfolgung, Beeinträchtigung, Vergiftung, aber auch Berufung und Größe)
- *Halluzinationen* (Stimmen)
- *katatone Symptome* (Störungen der Motorik und des Antriebs: Stupor, Katalepsie, psychomotorische Unruhe und katatone Erregungszustände, Bewegungsstereotypien, Negativismus und Befehlsautomatie). (DILLING und REIMER 1990)

Eine andere Gliederung der Schizophreniesymptome hat Kurt
SCHNEIDER (1967) vorgenommen. Er unterscheidet Symptome ersten und zweiten Ranges. Danach liegt bei Vorhandensein von
Symptomen ersten Ranges nach Ausschluß einer körperlichen Erkrankung eine Psychose aus dem schizophrenen Formenkreis vor.
Demgegenüber müßten mehrere Symptome zweiten Ranges vorhanden sein, damit die Diagnose zulässig ist. Die SCHNEIDERsche
Psychopathologie ist verhältnismäßig verbreitet. Dennoch will ich
auf seine Systematik nicht weiter eingehen. Die gemeinsame Behandlung von Grundsymptomen und akzessorischen Symptomen
nach BLEULER auf der einen Seite und Symptomen ersten und
zweiten Ranges nach SCHNEIDER stiftet allzu leicht Verwirrung.
Ich beschränke mich deshalb auf eine tabellarische Übersicht.

1. Störungen des Denkens

»Das Denken des Kranken erscheint oft unklar, manchmal bis zur Unver-
ständlichkeit zerfahren. Es widerspiegelt seine Verfangenheit in eine imagi-
näre Welt von Vorstellungen, die seinem schwierigen Wesen besser entspricht als die wirkliche Welt. Neben krankhaftem Denken geht, oft versteckt, gesundes Denken und Urteilen weiter.« (BLEULER, Lehrbuch, 1975)

Die formalen Störungen des Denkens oder des Gedankenganges,
wie BLEULER sie nennt, sind neben jenen des Gefühls die wichtigsten Grundsymptome der Psychosen aus dem schizophrenen Formenkreis. Hinter dem Begriff verbergen sich zahlreiche Einzelsym-
ptome, die teils schwerwiegend und beeindruckend, aber eher selten sind, wie die Zerfahrenheit – der völlige Zerfall des logischen
Denkens –, teils eher diskret aber häufig.

Lockerung des Denkzusammenhangs, Ideenflucht, Zerfahrenheit

Bei der Lockerung der Denkzusammenhänge geht die Logik der
Gedanken verloren. Das Denken wird sprunghaft. Es wird »wild«,
wie LEVI-STRAUSS (1972) das für das Denken primitiver Kulturen
beschrieben hat. Gedanken und Worte erfolgen scheinbar zusam-

Schizophreniesymptome nach K. SCHNEIDER (1987)

Abnorme Erlebnis- weisen	Symptome 1. Ranges	Symptome 2. Ranges
Akustische Halluzinationen	Dialogische Stimmen, kommentierende Stimmen (imperative Stimmen), Gedanken- lautwerden	sonstige akustische Halluzinationen
Leibhalluzinationen	Leibliche Beein- flussungserlebnisse	Koenästhesien im engeren Sinne
Halluzinationen auf anderen Sinnes- gebieten		Optische, olfaktorische, gustatorische Halluzinationen
Schizophrene Ich- Störungen	Gedankeneingebung, Gedankenentzug, Gedankenausbreitung, Willensbeeinflussung	
Wahn	Wahnwahrnehmung	Einfache Eigenbeziehung, Wahneinfall
Äußere Erscheinung der Patienten oft hölzern, gespreizt, starr und verschroben		

menhanglos aufeinander – zumindest äußerlich ähnlich wie bei der freien Assoziation. Nicht Logik bestimmt den Gedankenablauf, sondern assoziative Erinnerung, der gleiche Klang von Worten- dungen. Bei der Ideenflucht jagt ein Gedanke den anderen. Der logische Zusammenhang ist gelockert, kann aber noch erkennbar vorhanden sein. Der Denkende kommt vom Hundertsten ins Tau- sendste; oft spricht er dabei wie ein Wasserfall.

Das zerfahrene Denken schließlich läßt jeden Zusammenhang vermissen. Es ist »inkohärent« – also unzusammenhängend. Das kann soweit gehen, daß das einzelne gedachte, gesprochene oder geschriebene Wort zerfällt und für den Außenstehenden nicht mehr erkennbar ist. Die Beziehung der einzelnen Gedanken, Worte oder

Sätze zueinander kann verloren gehen. Nebenassoziationen treten vor die Hauptgedanken, so daß ein Denkziel nicht mehr erreicht werden kann. Auch bei leichten Formen ist der Betroffene extrem ablenkbar. Bei schweren Formen spricht man von *Verworrenheit*, die nicht mit der Verwirrtheit des hirnorganisch Gestörten zu verwechseln ist.

Begriffsverschiebungen, -verbindungen, -verdichtungen, -zerfall

Begriffe können sich in ihrer Bedeutung verändern, verbinden oder verdichten (aus traurig und grausig wird »trausig«) oder sie können bei zerfahrenem Denken völlig zerfallen. Symbole und abstrakte Begriffe werden konkret verstanden. So sind die »vielen Köche, die den Brei verderben« für den Denkgestörten ganz konkret wirklich Köche, die nicht ordentlich kochen. Der übertragene Sinn der Redensart kommt nicht an: »Im Herbst beginnen die Blätter Farbe zu bekennen«, schreibt ein psychisch Behinderter in einem anrührenden Gedicht (PAULMICHL 1990). Aber auch das Gegenteil ist möglich: daß nur noch Symbolik und nichts konkretes Reales mehr erfaßt und verstanden wird.

Bei Gesunden kommen Denkformen, wie sie ob beschrieben worden sind, ansatzweise ebenfalls vor. Unter psychischem Streß, nach längerer Schlaflosigkeit, bei geteilter Aufmerksamkeit, im Halbschlaf, im Traum und in magisch geprägten Angstsituationen kommt es zu Störungen des »normalen« Gedankenganges:

»So ist die Schizophrenie nicht durch eine ihr allein zugehörige, spezifische Denkform gekennzeichnet. Charakteristisch ist bloß, daß sich die Kranken auch dann im zerfahrenen Denken verlieren, wenn die momentane Lage jedem Gesunden ein erfahrungsgebundenes, logisches Denken aufzwingt. Gesunde können miteinander reden, sie passen sich im Verkehr untereinander an jene Denkgewohnheiten an, die menschliches Allgemeingut sind; der Schizophrene läßt im Verkehr mit Mitmenschen irrealen Vorstellungsabläufen freieres Spiel und wird dabei von persönlichen inneren Bedürfnissen beherrscht.« (BLEULER, Lehrbuch, 1975)

Veränderungen von Sprache und Schrift entsprechen in mancher Hinsicht jenen des Denkens. Die Zerfahrenheit des Denkens kann sich in schweren Fällen am Zerfall der Sprache niederschlagen. Es kommt zu Wortzusammenziehungen (Kontaminationen) und Wortneubildungen (Neologismen). Gelegentlich sprechen Kranke überhaupt nicht. Sie verhalten sich stumm (mutistisch). Manche beschränken sich auf das Wiederholen einzelner Worte (Echolalie), auf die ständige Wiederholung einzelner Worte oder Sätze über lange Zeit (Verbigeration). Alle diese Symptome sind selten. Unter den Bedingungen zeitgemäßer Behandlung kommen sie kaum noch vor.

2. Störungen des Gefühls

»Im alltäglichen Umgang wirken die Kranken oft gefühlskalt oder sinnlos gereizt und reizbar, inadäquat zur Realität, steif und unnatürlich in ihren gefühlsmäßigen Äußerungen. Verborgen kommt ihnen ein reiches Gemütsleben zu, das aber eher als mit der Realität mit ihrer imaginären Vorstellungswelt Bezug hat. Oft sind ihre Gefühle für den Gesunden schon deshalb nicht einfühlbar, weil sich widersprechende Gefühle in ihrer Äußerung gegenseitig hemmen.« (BLEULER, Lehrbuch, 1975)

Die Psychosen aus dem schizophrenen Formenkreis gelten im allgemeinen Bewußtsein zu Unrecht als Störungen, die vorrangig das Denken – den Geist – betreffen. Die Einordnung der Störungen des Gefühls als Grundsymptom der Erkrankung ist eine der herausragenden Leistungen Eugen BLEULERS. Ihre Bedeutung ist heute möglicherweise sogar noch größer als bei ihrer Erstbeschreibung vor 80 Jahren. Denn abgesehen von der Angst sind die Störungen des Gefühls unseren zeitgemäßen Behandlungsverfahren, einschließlich der Pharmakotherapie, viel weniger zugänglich als die Störungen des Denkens, die auf den ersten Blick oft als viel bedrohlicher erscheinen als jene des Gefühls.

Gefühle sind beim Schizophrenen quantitativ und qualitativ gestört. Wir begegnen der gehobenen Stimmungslage wie bei manisch Kranken, der gedrückten Stimmung wie bei Depressiven. Beides sind Stimmungsveränderungen, die wir gut nachempfinden können. Bei den qualitativen Störungen ist es anders. Die unangemessene Heiterkeit jugendlicher Schizophrene anläßlich ernster oder trauriger Situationen, die durch nichts zu erschüttern zu sein scheint, berührt uns merkwürdig. Für unser Gefühl, unsere Gegenübertragung stimmt da etwas nicht. Der »affektive Rapport«, die emotionale Beziehungsaufnahme zu diesen Menschen gelingt nicht.

Affektive Schwingungsfähigkeit, affektive Verstimmung

Die affektive Schwingungsfähigkeit ist bei vielen Menschen mit Psychosen aus dem schizophrenen Formenkreis eingeschränkt. Auch depressive Verstimmungszustände gehören zum Krankheitsbild der Schizophrenie. Sie kommen in der akuten Phase wie in der Phase der Besserung und im Langzeitverlauf immer wieder vor. An Ausmaß und Tiefe können sie einer Depression im Rahmen einer affektiven Psychose gleichkommen. Oft hat die depressive Verstimmung aber anderen Charakter. Sie kann auch Reaktion sein auf aktuelle Umstände, ebenso wie auf die psychischen und sozialen Folgen der Erkrankung. Naturgemäß ist sie häufig mit anderen schizophrenen Symptomen verbunden. Die depressive Verstimmung Schizophrener ist oft von Hilflosigkeit, Ratlosigkeit und Anlehnungsbedürftigkeit gekennzeichnet. Sie ist dann äußeren Einflüssen zugänglich. Die Kranken lassen sich aufmuntern, ermutigen oder aufheitern.

Auch manische Zustände kommen vor. Häufiger aber ist jene gehobene Stimmungslage, die der klassischen »Hebephrenie« zugeordnet wird – einer jugendlichen Form der Psychosen aus dem schizophrenen Formenkreis, die eben durch diese affektive Störung gekennzeichnet ist. Die Kranken sind gleichgültig, freundlich, oberflächlich heiter, situationsunangemessen fröhlich, distanzlos nett und unkritisch. Überlicherweise wird dafür das Wort »läppisch« gebraucht. Aber die Benutzung dieses Begriffs in der heutigen Psychiatrie ist unumgänglich wertend, weil er gleichbedeutend mit der Diagnose einer schizophrenen Psychose vom Typ der Hebe-phrenie geworden ist.

Bei der Gefühlsqualität des »Läppischen« handelt es sich um eine qualitative Veränderung der Affektivität. Es sind nicht nur die ge-hobene Stimmung und die mangelnde Schwingungsfähigkeit, die auffallen. Es ist der fehlende Bezug zur Situation und zum Gegen-über, der irritiert. Das Gefühl ist stimmungsinkongruent; es ist nicht stimmig.

»Die Einheit des Erlebens, die Zusammengehörigkeit von innerem Befin-den und äußerem Gehabe, von Gefühl und Ausdruck, ist aufgehoben« (TÖLLE 1988).

Es ist klar, daß dieses Symptom eine schwere Behinderung in sozia-len Situationen bedingt. Die Kranken können aufgrund ihrer Af-fektlage nicht spüren, nicht aufnehmen, was die anderen ihnen ge-genüber empfinden. Auf der anderen Seite lösen die Signale, die sie über ihre eigene Gefühlslage aussenden, bei den anderen Unver-ständnis, Unbehagen und am Ende Zurückweisung aus.

Solche qualitativ und quantitativ veränderten Stimmungslagen sind – anders als bei der Manie oder der Depression – instabil. Sie können rasch und unvermutet umschlagen, gelegentlich mit, oft ohne äußeren Anlaß. Weil sie von Außenstehenden nicht nachvoll-zogen werden können, verstärken sie die Kommunikationsschwie-rigkeiten zwischen den Kranken und ihrer Umwelt. Wegen der ge-störten Stimmungslage – der Verstimmung – können beide Seiten einander nicht verstehen. Nicht selten verstärkt das die Gereiztheit auf seiten des Kranken wie der Gesunden und führt auf diese Weise in einen schier ausweglosen Zirkel von Gefühlskonflikten. Solche Formen der Auseinandersetzung sind besonders häufig zwischen den Kranken und Personen, die ihnen nahestehen, insbesondere zwischen Kranken und Eltern. Die Folge sind oft Ratlosigkeit, Re-signation und manchmal Verzweiflung.

Angst

Angst ist ein zentrales Symptom im Erleben schizophrener Kranker. Die Veränderung des Denkens und der Wirklichkeitswahrnehmung durch den Wahn führen unweigerlich zu Angst; ebenso der Einbruch der Psychose in das Erleben und Fühlen. Vorher Vertrautes wird unbekannt und unheimlich. Früher selbstverständliche Beziehungen sind nicht mehr stimmig. Die Orientierung in der Welt ist von Grund auf gestört. Alles dies ist mit Angst verbunden, die sehr tief gehen, sehr elementar sein kann, die schlimmstenfalls Vernichtungsgefühle auslösen und die Kranken auf den Weg in den Suizid treiben kann. Auch wenn Angst an sich angemessen ist, kann sie bei Psychosekranken in einer für den Außenstehenden situationsunangemessenen Intensität auftreten. Die emotionale Belastbarkeit vieler Schizophrener ist vermindert. Sie sind über die Maßen sensibel und verletzlich.

Anhedonie

Der Begriff der Anhedonie hat sich erst in den letzten Jahren eingebürgert. Für den anhedonischen Menschen gibt es weder das Gefühl des Glücks, des Vergnügens oder der Zufriedenheit. Ohne daß äußere Gründe erkennbar sind, fühlt er sich leer, hoffnungslos und perspektivlos. Diese Symptomatik wird von vielen Schizophrenen als besonders quälend erlebt und kann zum Suizid führen.

Inadäquate Gefühlsreaktionen

Situationsunangemessene Gefühlsreaktionen habe ich bereits im Zusammenhang mit der »läppischen« Euphorie des hebephren Gestörten angesprochen. Es gibt aber noch weitere Formen dieses Versagens der Fähigkeit, die eigenen privaten Erfahrungen und Empfindungen mit den üblichen Kommunikationsmitteln mitzuteilen und die Erfahrungen der anderen aufzunehmen. Man nennt diese Störung Parathymie. Es kann sein, daß ein Schizophrener, der anläßlich eines traurigen oder beängstigenden Themas in unangemessener Weise heiter erscheint, dabei selber durchaus situationsangemessene Gefühle hat, diese jedoch nicht übermitteln kann. Diese Störung des Gefühls kann somit zu einem emotionalen Gefängnis werden.

3. Störungen des Wollens, des Handelns und Störungen des Ich-Erlebens

Es versteht sich von selbst, daß eine Krankheit, die das Fühlen und das Denken verändert, Einfluß auf das Wollen, das Handeln und das Empfinden der eigenen Person haben muß. Ein Kennzeichen der Psychosen ist, daß sie außer durch Grundsymptome oft durch akzessorische Symptome bestimmt werden. Obwohl sie nicht Teil des »zentralen schizophrenen Syndroms« (WING) sind, haben die Störungen des Wollens, des Handelns und des Ich-Erlebens schwerwiegende Auswirkungen auf den Alltag und die Alltagsbeziehungen der schizophrenen Kranken. Insbesondere für die Menschen in ihrer unmittelbaren Umgebung ist es wichtig, diese Störungen zu verstehen – für die Kranken selber nicht zuletzt aus Gründen der Selbstachtung, für Angehörige und Freunde als Hilfe im Umgang mit den Kranken.

Ambivalenz, Nicht-Wollen-Können

Es ist eben nicht so, wie es noch in der letzten Auflage des BLEULERschen Lehrbuchs heißt, daß ein großer Teil der Kranken an Willensschwäche leidet. Vielmehr sind das Wollen und das Wollen-Können selber erkrankt. Soziale Verpflichtungen treten außer Kraft, weil sie nicht erkannt werden oder nicht als wichtig wahrgenommen werden, weil aufgrund der Erkrankung nichts mehr wichtig ist oder weil Ambivalenz besteht. Aufgaben werden nicht erfüllt, weil man ihnen affektiv gleichgültig gegenübersteht, weil die früher vorhandene Motivation darniederliegt, weil Zielvorstellungen nicht mehr ins Auge gefaßt oder nicht mehr realisiert werden können. Wer das Abreißen oder den Entzug der eigenen Gedanken erlebt, kann weder wollen noch handeln.

Wer *Ambivalenz* erlebt, ist im Denken und Handeln hin- und

hergerissen. Dabei ist es wichtig hervorzuheben, daß die Ambivalenz bei Schizophrenen sich von jener bei Gesunden oder bei persönlichkeitsgestörten Menschen unterscheidet. Bei ihnen besteht der Ambivalenzkonflikt darin, daß den Betroffenen nicht klar ist, für welches von zwei gegensätzlichen Gefühlen oder Strebungen sie sich entscheiden wollen. Bei der psychotischen Ambivalenz stehen die gegensätzlichen Gefühle und Strebungen weitgehend beziehungslos nebeneinander. Lachen und Weinen, Liebe und Haß, Wollen und Nicht-Wollen, Angst und Glück bestehen nebeneinander und gleichzeitige Gefühle und Strebungen blockieren einander, ohne daß die Kranken sich dessen bewußt sind. Die Neurotiker erleben den Ambivalenzkonflikt. Die Psychosekranken können durch ihre Ambivalenz gelähmt sein, ohne daß sie sich eines Konfliktes bewußt sind. Andererseits kann die Lähmung zum Anlaß von Hoffnungslosigkeit und Verzweiflung werden.

Wer als Psychosekranker in seinen sozialen Funktionen versagt, dem nützt der gute Rat wenig, er möge sich doch zusammenreißen. Wenn er am Morgen nicht aus dem Bett kommt, weiß er möglicherweise, daß er aufstehen sollte. Aber er kann nicht wollen. Letztlich fällt das morgendliche Aufstehen vielen Gesunden schwer genug. Wenn er nicht zur Arbeit erscheint, wenn er Verabredungen und Termine nicht einhält, gilt das gleiche. Aber dieses Versagen im Erfüllen von sozialen Aufgaben führt letztlich dazu, daß er aus seinem sozialen Gefüge und am Ende aus dem sozialen Netz fällt.

Das *Nicht-Wollen-Können* wird auch zum schwerwiegenden Behandlungs- und Rehabilitationshindernis. Die Kranken halten Behandlungs- und Nachsorgetermine nicht ein. Sie brechen scheinbar die Behandlung ab. Aber dahinter steht kein Willensakt, denn sie können auch das nicht wollen. In dieser Situation muß das traditionelle Behandlungssystem versagen, in dem die Kranken aktiv den Arzt aufsuchen, in dem es als standeswidrig gilt, wenn der Therapeut den Klienten ohne eine klare Willensäußerung von seiner Seite aufsucht. Schizophrene Kranke mit einer Störung des Wollens und des Handelns bedürfen der *aufsuchenden Hilfe*.

Die Störung des *Wollens* und des *Handelns* erklärt auch die häufige Selbstvernachlässigung schizophrener Kranker. Viele von ihnen hören auf, sich zu pflegen. Man muß sie auffordern, sich zu waschen, zu duschen, zu rasieren und die Wäsche zu wechseln. Sie vernachlässigen ihr Zimmer oder ihre Wohnung. Es ist gar nicht selten, daß sie die Wohnung darüber verlieren, daß andere Abstand von ihnen halten, weil sie am Ende verwahrlost wirken und riechen.

Es ist leicht vorstellbar, daß die Störungen des Wollens und Handels aus solchen Gründen sekundär dann doch zu zentralen Symptomen der Psychosen aus dem schizophrenen Formenkreis werden, weil sie die Kranken am Ende aus allen sozialen Bezugssystemen herauswerfen.

Störungen des Ich-Erlebens

In enger Beziehung zum Wollen und Handeln steht das Erleben der eigenen Person. Die Krankheit bedingt, daß die Schizophrenen die Wahrnehmung der Außenwelt in ihrem Gedankengang und ihren Gefühlen auf eine neue, ihnen fremde Art empfinden und verarbeiten. Gleichzeitig müssen sie neue, ihnen unheimliche Eindrücke und Binnenwahrnehmungen wie Wahn und Halluzinationen, die sie zudem noch als Außenreize wahrnehmen, integrieren. So werden sie sich in ihrer Krankheit fremd. Sie erleben das Gefühl der Depersonalisation.

Dazu kommt der sogenannte Verlust der Ich-Grenzen. Ihre Gedanken breiten sich in der eigenen Wahrnehmung aus. Sie sind davon überzeugt, daß sie die Gedanken anderer Menschen lesen können und daß andere Leute über ihre Gedanken informiert sind. Sie glauben, von anderen gesteuert oder ferngelenkt zu sein und andere steuern zu können. Sie verkennen andere Personen, indem sie einzelne Menschen mit oder ohne oberflächliche Ähnlichkeit miteinander verwechseln – im Extremfall sogar glauben, sie seien die anderen oder die anderen sie selbst.

Gedankendrängen, Gedankeneingebung, Gedankenentzug

Das Gedankendrängen ist oft ein Frühsymptom. Dabei fluten die Gedanken an. Betroffenen können sie nicht kontrollieren und nicht unterdrücken. Es denkt in ihnen. Es bleibt kein Platz, für das, was sie denken wollen. Gleichzeitig besteht oft eine auch subjektiv erlebte Überwachheit. Erleben sie zugleich, daß ihnen von außen Gedanken eingeflößt werden, von unbekannten Mächten, von fremden oder von bekannten Personen, haben wir es mit einer Gedankeneingebung zu tun. Tritt das Gegenteil ein, reißen die Gedanken mitten im Fluß ab – oft im Satz –, spricht man von Gedankenentzug oder von »Sperrung«, wenn die Kranken dies äußeren Mächten zuschreiben, erleben sie dies als Gedankenentzug. Die beiden Symptome, das Gefühl des »Gemachten« der Gedanken, und die Sperrung gelten als wichtige Kriterien für die Diagnose der Erkrankung.

Solche Erfahrungen ängstigen ihn. Es kommt zu merkwürdigen Verknüpfungen. Ein Mann beispielsweise gerät in panische Angst, als er im Verlauf seiner Psychose zu der Überzeugung gelangt, seine 14jährige Tochter leide an einer Multiplen Sklerose, weil sie am Jahrestag des Todes seiner Mutter, die an dieser Krankheit gelitten hat, geboren sei.

Das Verhältnis zur Wirklichkeit: der Autismus

Der Begriff des Autismus ist für Außenstehende schwer verständlich. Er ist mißverständlich geworden, zumal er zusätzlich mit dem Krankheitsbild des frühkindlichen Autismus besetzt ist. Dieser und der Autismus der Schizophrenen haben nichts miteinander gemein. An die Stelle des Wortes Autismus wird in neuerer Zeit deswegen häufiger »sozialer Rückzug« gesetzt – eine Übersetzung des angelsächsischen »Withdrawal«. Aber das trifft es nicht ganz.

»Die schwersten Schizophrenen, die gar keinen Verkehr mehr pflegen, leben in einer Welt für sich; sie haben sich mit ihren Wünschen, die sie als erfüllt betrachten, oder mit den Leiden ihrer Verfolgung in sich selbst verpuppt und beschränken den Kontakt mit der Außenwelt, soweit als möglich. Diese Loslösung von der Wirklichkeit zusammen mit dem relativen und absoluten Überwiegen des Binnenlebens nennen wir Autismus.«

Mit diesen Worten beginnt BLEULER (1911) seine Beschreibung dieses zusammengesetzten Grundsymptoms. Sozialer Rückzug, emotionale Distanz, Kontaktunfähigkeit oder Kontaktunwille, Ichversunkenheit und Verlust der Realitätsbeziehungen sind Merkmale des Autismus. Der Kranke ist passiv und nimmt an dem, was in seiner Umgebung geschieht, keinen Anteil. Oft spricht er nichts (Mutismus), manchmal ist er bewegungsstarr (Stupor); oder er ist in seinem Wahnerleben gefangen, an dem die Außenwelt keinen Anteil haben kann.

»Die autistische Welt ist für die Kranken ebenso gut Wirklichkeit wie die reale… Oft können sie beide Arten von Wirklichkeit nicht auseinanderhalten, sogar wenn sie sich im Prinzip unterscheiden… Der Wirklichkeitswert der autistischen Welt kann auch ein größerer sein als der der Realität; die Kranken halten dann ihre Phantasiegebilde für das Reale, die Wirklichkeit für das Vorgetäuschte; sie glauben dem Zeugnis ihrer eigene Sinne nicht mehr.« (BLEULER 1911)

Den Inhalt autistischen Denkens und Fühlens bilden Wünsche und Befürchtungen. Es kann unter Einbeziehung von Wahrnehmungen und Halluzinationen auch der Wunscherfüllung dienen und den Kranken zufällig von der Außenwelt abtrennen. Oft bestehen Autismus und Wirklichkeit nebeneinander. Wendet der Patient sich der äußeren Realität zu, kann er scharf und logisch denken und handeln. Er wirkt für Außenstehende unauffällig. Fällt er in den Autismus zurück, werden sein Handeln und Denken unverständlich. Wenn beides nebeneinander auftritt, spricht man von »doppelter Buchführung« – ein Begriff, der im Zusammenhang mit schizophrenen Kranken immer wieder gebraucht wird, wenn Gesunde und gestörte Qualitäten gleichzeitig oder in raschem Wechsel nebeneinander auftreten.

Es bedarf keiner weiteren Erläuterungen, in welchem Ausmaß der Autismus das Wollen und Handeln beeinflußt.

4. Die akzessorischen Symptome

Wahn, Sinnestäuschungen und psychomotorische Erregung stehen für den Laien im Mittelpunkt der Erkrankung aus dem schizophrenen Formenkreis. Sie sind am eindrucksvollsten. Sie tragen am meisten dazu bei, daß das Verhalten von Kranken in ihrer unmittelbaren Umgebung schließlich als psychische Störung erkannt wird und nicht als mutwilliges abweichendes Sozialverhalten sanktioniert wird. Dennoch gelten diese Symptome seit Eugen BLEULERS Erstbeschreibung nur als zusätzliche und nicht als Grundsymptome. Das hängt zum einen damit zusammen, daß sie nicht auf die Psychosen aus dem schizophrenen Formenkreis begrenzt sind. Sie kommen auch bei anderen Störungen wie körperlich begründbaren Psychosen und zum Teil auch bei affektiven Psychosen vor. Zum anderen sind sie zum Teil eher Ausdruck des Krankheitsgeschehens, Reaktionen darauf, zum Teil sogar Bewältigungsversuche.

Wahn

»Alle schizophrenen Wahnformen, vor allem aber der Verfolgungswahn, ziehen ihre Nahrung zum großen Teil aus einem unbändigen *Beziehungswahn*. Alles, was geschieht, kann Beziehung zu den Patienten haben, nicht nur, was die Menschen tun, sondern auch äußeres Geschehen: ein Gewitter, der Krieg usw.« (BLEULER, Lehrbuch, 1975)

Der *schizophrene Wahn* entwickelt sich aus der krankheitsbdingten Störung der Beziehung zu sich selber und der Veränderung seiner Beziehungen zur Außenwelt. Die Kranken mit Psychosen aus dem schizophrenen Formenkreis, die einen Wahn entwickeln, sind von Grund auf verunsichert. Ängstlich prüfen sie die eigene Realität und die Beziehung zu jener der anderen. Sie können den Einfluß von sozialen Außenreizen auf sich selbst nur schwer abwehren. Sie reagieren verletzlich und überempfindlich auf das Verhalten anderer in der näheren, später auch in der ferneren Umgebung. Sie benötigen die Auseinandersetzung mit diesen aber zugleich zur Absicherung der eigenen inneren Realität. Sie beginnen ängstlich zu forschen, was die anderen wohl über sie denken.

Oft gelingt es ihnen mit bemerkenswerter Sicherheit deren Gedanken zu erraten oder doch annähernd zu erraten. Jedes erahnte Gefühl von Ablehnung oder Zurückweisung bestärkt ihre Ängstlichkeit. Sie beginnen zu beobachten, was andere über sie reden. Weil dies für die Absicherung ihrer eigenen Ich-Identität und die Sicherung ihrer Ich-Grenzen so wichtig ist, beginnen sie zu denken, was die anderen reden und tuscheln. Es hat mit ihnen zu tun, und in der näheren sozialen Umgebung ist das ja oft auch nicht falsch. Schließlich beginnen sie alles Gerede und Getuschel auf sich zu beziehen. Oft sind es bestimmte Eigenschaften und Unzulänglichkeiten, an denen sich ihre Ängstlichkeit festmacht: Ist er »groß«, ist er »klein«, hat er eine große Nase, sind solche Themen.

Schließlich beginnen sie zu »hören«, was die anderen über sie sagen, obwohl sie eigentlich nur ein Gemurmel wahrnehmen. In einem weiteren Schritt beziehen sie Inhalte aus dem Rundfunk oder dem Fernsehen oder der Zeitung auf sich oder die Gespräche von wildfremden Menschen, die auf der Straße an ihnen vorbeigehen. Alles dies hat Einfluß auf ihr Verhalten. Sie müssen die aufgenommenen Eindrücke in ihr Leben integrieren, versuchen, sie einzuordnen. Das geschieht nach affektiven Bedürfnissen: der Größenwahn entspringt aus dem Bedürfnis, mehr zu sein; der Verfolgungswahn hat seine Wurzeln im Gefühl, den eigenen Ansprüchen und jenen der anderen nicht zu genügen. Der Beziehungswahn entspringt etwa dem nicht geglückten oder gescheiterten Wunsch nach einer Beziehung zu einem bestimmten anderen Menschen – meist einem aus der Ferne geliebten anderen Menschen.

Wahnideen bei Psychosekranken können sich systematisieren. Meist sind sie unlogisch, oft unzusammenhängend, gehören zu einem inneren Chaos. Sie stehen oft in engem Zusammenhang mit der Ausbreitung der eigenen Gedanken, mit der Unfähigkeit, sich abzugrenzen, mit Halluzinationen und Verkennungen.

»Die Wahnideen tauchen zu einem großen Teil im Zusammenhang mit Halluzinationen auf, andere mit Illusionen, viele entspringen plötzlich als primordiale Ideen direkt aus dem Unbewußten; manche entstehen im Traum, wobei es kennzeichnend ist, daß die Patienten diese Genese oft kennen, ohne deswegen Zweifeln an der Richtigkeit Raum zu geben.« (BLEULER, Lehrbuch, 1975).

Der Wahn und die Bedrohung des Betroffenen können die Vernichtung ihm nahestehender Personen zum Inhalt haben. Krankheiten breiten sich im eigenen Körper oder in dem von Geschwistern und Eltern aus. Apparate, über die sie gesteuert worden sind, wurden bei ihnen oder anderen eingepflanzt. Wahnthemen sind von der Erlebniswelt der Betroffenen mitbestimmt. In der Gegenwart spielen Mikrophone, Funk- und Radiogeräte, Fernsehkameras, Videogeräte und Strahlen eine zentrale Rolle.

Spektakuläre Medienereignisse wie Wanderungen durch die Arktis oder Flüge ins Weltall werden zu Themen. Der Golfkrieg wurde bereits nach wenigen Tagen zu einem häufigen Wahnthema. Unter den Verfolgern sind Geheimdienste und Spione. In Hungerszeiten wird das mangelnde Essen zum Thema. Auch Wünsche, Gefühle und deren Abwehr können die Thematik bestimmen: Jemand der mehr sein will, als er ist, entwickelt einen Größenwahn; aus dem Gefühl der Unzulänglichkeit entspringt ein Schuldwahn, aus der gescheiterten Abwehr von Angst ein Verfolgungswahn.

Für den »Wahnsinnigen« ist der Wahn Wirklichkeit. Für ihn besteht eine »Wahngewißheit«. Der Wahn läßt sich nicht wegdiskutieren. Der Versuch, das zu tun, kann zu konflikthaften Auseinandersetzungen, zu Enttäuschungen oder Verzweiflung führen: »Es ist doch schlimm, wenn nicht einmal die eigenen Eltern einem glauben, was man erlebt«, sagt ein jugendlicher Kranker resigniert.

Sinnestäuschungen (Halluzinationen)

Halluzinationen sind Sinneswahrnehmungen ohne äußeren Reiz. Wer halluziniert, hört, sieht, spürt, riecht, schmeckt Dinge, ohne daß in der äußeren Welt ein Gegenstand vorhanden wäre, an dem sich diese innere Wahrnehmung festmachen könnte. Illusionen – Verkennungen oder Fehlwahrnehmungen – beziehen sich zwar auf einen äußeren Reiz, der jedoch in seiner Bedeutung verkannt wird. Halluzinationen sind Sinnestäuschungen, die für den Halluzinierenden dennoch wirklich sind.

Akustische Halluzinationen

Am häufigsten bei Psychosen aus dem schizophrenen Formenkreis sind akustische Halluzinationen. Sie bestehen aus Geräuschen wie Klopfen, Summen, Schritten und ähnlichem. Häufig sind laute oder leise Stimmen, die meist in kurzen Sätzen oder auch nur in einzelnen Worten sprechen oder miteinander sprechen. Sie können drohen oder freundlich sein. Sie können von überall her kommen. Oft werden sie mit dem Verfolger im Rahmen eines Wahns in Verbindung gebracht. Manchmal sind es Stimmen von Menschen aus der Umgebung. Manchmal werden die eigenen Gedanken laut. Gedanken-laut-werden, Stimmen, die im Dialog über die Kranken reden, und Stimmen, die ihnen Befehle erteilen, gelten als besonders kennzeichnend für Psychosen aus dem schizophrenen Formenkreis. Sie sind von Kurt SCHNEIDER zusammen mit den Körperhalluzinationen als »Symptome ersten Ranges« bezeichnet worden (vgl. Tab. S. 51).

Halluzinationen sind meist mit Angst verbunden. Wenn sie freundlich sind, werden sie gelegentlich aber auch integriert. Manche Kranke berichten, daß sie ihre Stimmen interessant finden, daß sie ihnen gern zuhören. Sie würden sie unterhalten. Es würde ihnen leid tun, wenn sie verschwinden.

Wenn Halluzinationen szenischen Charakter haben, wenn etwa ganze Gespräche mit reichhaltigen wirklichkeitsnahen Ausschmückungen geführt werden, spricht dies eher für das Vorliegen einer körperlich begründbaren Psychose.

Optische Halluzinationen, Geruchs- und Geschmackshalluzinationen sind seltener. Letzere sind von Bedeutung, weil sie oft mit Vergiftungsängsten im Zusammenhang mit einem Wahn verbunden sind.

Taktile Halluzinationen (Berührungs- und Leibhalluzinationen) dagegen sind häufig und vielfältig. Es gibt kein Körperorgan, das nicht betroffen sein kann:

»Die Kranken fühlen sich elektrisch, magnetisch, durch Bestrahlung oder andere physikalische Vorgänge beeinflußt und verändert. Sie verspüren ein Brennen, Stechen, Schlagen und an den inneren Organen ein Zerren, Brennen, Schneiden oder Anfressen. Der Herzschlag werde gestört, der Stuhlgang gehemmt, der Harn zurückgehalten und vor allem das Geschlechtsorgan beeinflußt, und zwar stets von außen. Männer fühlen Reißen und Brennen am Genitale, der Samen werde abgesogen und überhaupt die Kraft entzogen. Frauen fühlen sich mißbraucht, vergewaltigt, geschändet. Die Leibhalluzinationen werden in äußerst absurder Weise geschildert.« (TÖLLE 1988)

Die Körperhalluzinationen werden als von außen gemacht empfunden. Dadurch unterscheiden sie sich von den sogenannten Coenästhesien, die als von innen kommend erlebt werden.

Halluzinationen unterscheiden sich von den äußeren Wahrnehmungen dadurch, daß die Betroffenen ihnen nicht ausweichen können: Man kann die Augen schließen, weghören, den Fernseher ausschalten oder den Raum verlassen. Aber den Halluzinationen auszuweichen, ist unmöglich. Sie sind gleichsam ständige Begleiter, die eine immerwährende Auseinandersetzung verlangen.

Katatone Symptome

Die katatonen Symptome nehmen in BLEULERS Erstbeschreibung einen breiten Raum ein. Sie sind heute, abgesehen vom Stupor und den katatonen Erregungszuständen, von weit geringerer Bedeutung als früher – weil vermutlich die meisten katatonen Symptome sich wegen der Möglichkeit der Frühbehandlung nur selten entwickeln. Katatone Symptome sind Störungen der *Psychomotorik*. Auf der einen Seite steht als Extrem der katatone Stupor, auf der anderen der katatone Erregungszustand.

Der *Stupor* ist durch Bewegungslosigkeit charakterisiert. Die Kranken sprechen nicht. Sie rühren sich nicht. Aber sie sind wach und ansprechbar. Sie nehmen das, was sich in ihrer Umgebung abspielt, mit besonderer Empfindlichkeit wahr. Sie können dies nachträglich auch berichten. Für die Kranken ist dieser Zustand oft mit großer Angst verbunden. Das gilt insbesondere, wenn sie unter dem Einfluß von Sinnestäuschungen und Wahnwahrnehmungen stehen und sich der Umgebung wie der Krankheit ausgeliefert fühlen.

Der *katatone Erregungszustand* führt zu kaum beherrschbarer psychomotorischer Unruhe. Oft ist er mit Aggressivität und zerstörerischen Impulsen verbunden. Angriffe auf Mitmenschen sind in solchen Situationen nicht selten.

Bei katatonem Stupor wie bei katatoner Erregung kann es zu Körpersymptomen kommen. Die Herzfrequenz ist beschleunigt; die Temperatur kann erhöht sein. Der Erregungszustand kann mit einer Bewußtseinstrübung einhergehen, die sonst bei schizophrenen Psychosen nicht vorkommt. Die selten gewordene lebhafte oder »perniziöse« (bösartige) Katatonie war früher ein gefürchtetes Krankheitsbild. Sie führte nicht selten zum Tode. Wenn sie eintritt, gelingt es heute meist, sie unter intensiv-medizinischen Bedingungen mit hochdosierter Neuroleptikatherapie zu überwinden. Sie ist eine der wenigen Restindikationen für eine Elektrokrampftherapie geblieben.

Unter dem Oberbegriff der *Katatonie* werden weitere Symptome zusammengefaßt wie Manierismus, Echopraxie, Befehlsautomatie und stereotypes Verhalten. Bei allen handelt es sich um Symptome, die heute eher selten sind. Beim Manierismus fallen eine gedrechselte Sprache und gestelzte Bewegungen auf. Die Betroffenen grimassierten. Bei der Echopraxie werden Bewegungen und Gesten beobachteter Personen imitiert. Bei der Befehlsautomatie wird jedes Kommando ohne Zögern wie von einem Roboter ausgeführt. Das stereotype Verhalten äußert sich in Form fortlaufender Wiederholung von Bewegungsabläufen, Gesten, Worten oder Redewendungen. Es ist eine typische Auswirkung mangelnder therapeutischer Zuwendung im Langzeitverlauf.

5. Die intakten Funktionen

Anders als bei körperlich begründbaren Psychosen sind die Wahrnehmung der Außenwelt, das Gedächtnis, die Orientierung in Raum und Zeit, das Bewußtsein, die Aufmerksamkeit und die zusammengesetzte Funktion der Intelligenz nicht direkt gestört. Die Kranken wissen, wer sie sind und wo sie sind. Sie sind wach. Ihr Bewußtsein ist ungetrübt. Sie können sich erinnern und sich neue Dinge merken. Sie können intellektuell Aufgaben erfassen und bewältigen. Sekundär allerdings können diese Leistungen durch Krankheitssymptome beeinträchtigt werden oder zumindest als beeinträchtigt erscheinen. Krankheitsbedingte Gleichgültigkeit lenkt die Aufmerksamkeit ab und hindert die Kranken, neue Eindrücke aufzunehmen. Sinnestäuschungen und Verkennungen verfälschen die Wahrnehmung der äußeren Welt. Gelegentlich können sie auch Erinnerungen verändern.

Im Hinblick auf die Wahrnehmung ist eine Einschränkung erforderlich. Zum einen sind Halluzinationen und Verkennungen für die Kranken selber ebenso wirklich wie die allen zugänglichen Wahrnehmungen der äußeren Wirklichkeit, da sie nicht zwischen »wirklicher« Wirklichkeit und psychotischer »innerer« Wahrnehmung unterscheiden können. Einzelne Autoren geben deshalb die klassische Unterscheidung zwischen ungestörter äußerer Wahrnehmung und gestörter innerer Wahrnehmung in Form von Halluzinationen und Verkennungen auf.

Unabhängig davon gibt es bestimmte Veränderungen der äußeren Wahrnehmung, die eher als geringfügig erscheinen mögen, die aber dennoch der Beachtung bedürfen. So berichten Kranke mit Psychosen aus dem schizophrenen Formenkreis über Licht- und Farbüberempfindlichkeit, Veränderung der Wahrnehmung von Gesichtern und Figuren sowie Überempfindlichkeiten gegenüber Gehörs-, Geschmacks- und Geruchswahrnehmungen. Das Zeiterleben kann sich verändern. Das Erleben des Zeitflusses kann sich beschleunigen oder verkürzen. Ein Teil dieser Veränderungen lassen sich experimentell nachweisen und somit objektivieren.

Die Überempfindlichkeit gegenüber akustischen Reizen – die *Hyperakusis* – ist im übrigen ein wichtiges Frühsymptom, das zur Differentialdiagnose herangezogen werden kann.

Schlußbemerkung

Abschließend sei noch einmal wiederholt: Im vorliegenden Text wurden mannigfache Symptome der Psychosen aus dem schizophrenen Formenkreis aufgelistet und besprochen – diese Symptome sind im einzelnen bedeutend oder weniger bedeutend. Jedes einzelne von ihnen kann beim jeweiligen Kranken ausgeprägt oder kaum vorhanden sein. Niemals aber kommen sie alle zusammen gleichzeitig beim gleichen Kranken vor. Der vorliegende Text ist deshalb ein Kunstprodukt – ein Artefakt. Er kann dem Nachschlagen dienen, allenfalls noch dem Studenten als Grundlage zum Erwerb von Kenntnissen. Aber er zeichnet für sich allein ein falsches Bild von den Störungen aus dem schizophrenen Formenkreis. Aus diesem Grunde habe ich auch weitestgehend auf Beispiele für die einzelnen Symptome verzichtet. Ich wollte nicht durch Konkretisierung zu einem falschen Bild der Störung beim einzelnen Menschen beitragen. Die Beschreibung der Symptome ist aus der Abstraktion des Krankheitsbildes bei vielen einzelnen und einzigartigen Menschen entstanden. Sie dient als Arbeitsgrundlage, als Instrument zur Abgrenzung dieser Störungen von anderen Leiden. Sie ist untauglich zur Beschreibung individueller leidender Menschen.

5 Die Krankheit erhält ihren Namen – Diagnose und Abgrenzung

> *Vor die Therapie haben die Götter die Diagnose gesetzt.*
> Alte Medizinerweisheit

> *Die Diagnose ist in den ausgesprochenen Fällen von Schizophrenie sehr leicht, bietet aber in den wenig vorgeschrittenen Formen mehr praktische Schwierigkeiten als bei den meisten anderen Psychosen.*
> E. BLEULER, 1911

Eine Diagnose ist so etwas wie eine Arbeitshypothese. Wenn man nicht weiß, womit man es zu tun hat, kann man nicht damit umgehen. Wenn man eine psychische Störung oder eine Krankheit nicht eingrenzen und beschreiben kann, kann man sie nicht behandeln. Diese Feststellung ist banal. Deshalb muß es selbstverständlich erscheinen, daß bei einem entsprechenden Verdacht differentialdiagnostische Abklärungen vorgenommen werden, um die Krankheit zu identifizieren und die Diagnose zu sichern. In Wirklichkeit ist das schwieriger: Eine Diagnose ist zugleich ein Etikett; und manche Krankheitsbezeichnungen haben ihre eigenen Wirkungen, wenn sie erst einmal ausgesprochen worden sind. Diagnosen wie Krebs und Aids lösen Angst und Schrecken aus. Für die Diagnose einer Psychose aus dem schizophrenen Formenkreis gilt das in besonderem Maße (vgl. 2. Kapitel).

Diese Tatsache hat in den sechziger und siebziger Jahren zu der Forderung geführt, man möge ganz auf psychiatrische Diagnosen verzichten. Diese Forderung stützte sich auch auf die soziologische Labeling-Theorie (Label = Etikett). Sozialwissenschaftler wie der Amerikaner Thomas SCHEFF (1972) mit seinem Buch »Etikett Geisteskrankheit« und der Deutsche Heiner KEUPP (1972) mit seinem

Buch über »Psychische Krankheit als abweichendes Verhalten« hatten diesen Absatz auf psychisch Kranke übertragen. Sie versuchten zu zeigen, daß die Diagnose schlimmere Auswirkungen hat als die Krankheit. Die Erfahrung belegt, daß das nicht ganz falsch ist, wenngleich die moderne Labeling-Theorie die Dinge differenzierter betrachtet (vgl. Kapitel 6).

Allerdings standen die Soziologen mit ihrer Diagnosekritik nicht allein da. Die Psychiater selber waren in bezug auf die Schizophrenie-Diagnose mehr als zurückhaltend. Sie sind es zum Teil heute noch, weil sie die stigmatisierenden Folgen fürchten. Sie suchten und fanden vielfältige Ausflüchte, um die Diagnose zu vermeiden. Sie sprachen von »jugendlicher Entwicklungskrise«, »Pubertätskrise«, »latenter Psychose«, »Grenzpsychose«, »psychotischer Episode«. Nicht selten nahmen und nehmen sie auch Zuflucht zur falschen – weil anders besetzten – Diagnose eines Borderline-Syndroms.

Diagnose muß sein

Wenn die Therapeuten die Angst und den Schrecken der Kranken und ihrer Angehörigen vor der Krankheit teilen, kann dies kein gutes Zeichen sein. Den Kopf in den Sand stecken, hat noch niemandem geholfen. Die Verleugnung oder die Verdrehung der Schizophrenie-Diagnose stiftet schweren Schaden. Denn Psychosen aus dem schizophrenen Formenkreis sind behandelbar. Sie sind zumeist sogar gut behandelbar, aber nur wenn sich Kranke und Therapeuten der Herausforderung der Krankheit stellen. Deshalb ist es notwendig, die Diagnose zu sichern. Deshalb ist es unmoralisch, die Augen vor der Wirklichkeit zu verschließen. Deshalb muß Diagnose sein.

Auch haben die Kranken Anspruch darauf zu erfahren, was mit ihnen ist. Das bedeutet nicht, daß sie in der akuten Psychose damit konfrontiert werden, daß sie schizophren seien und daß die Schizophrenie unheilbar sei. – Es gibt Kranke, die berichten, daß ihnen so etwas widerfahren ist. – Wenn die akute Symptomatik abgeklungen ist, wenn sie sich gefangen haben, wenn sie damit beginnen, ihre

Zukunft zu planen, haben sie Anspruch auf konstruktive Aufklärung. Diese ist Teil der professionellen Hilfe bei der Bewältigung der Psychose und ihrer Folgen. Wir wissen heute, daß die Genesungschancen viel besser sind, wenn die Kranken in die Behandlung einbezogen werden, wenn sie aktiv daran mitarbeiten. Die Chance dazu haben sie nur, wenn sie wissen, wo sie stehen. Nur dann können sie die Herausforderung der Krankheit annehmen.

Susan SONTAG (1978) spricht im Zusammenhang mit dem Verleugnen der Diagnose von »antiintellektuellen Pietätsregungen« und einem »in der zeitgenössischen Medizin und der Psychiatrie allzu triumphierenden Mitleid«:

»›Patienten, die uns wegen ihres Leidens, ihres Elends und ihrer Invalidität konsultieren‹«, zitiert sie Karl MENNINGER, »›haben jedes Recht, es einem zu verargen wenn man ihnen den verdammten Zeigefinger in die Wunde legt‹. Dr. MENNINGER empfiehlt, die Ärzte sollten generell auf ›Namen‹ und ›Etikett‹ verzichten. ›Unsere Funktion besteht darin, diesen Menschen zu helfen, nicht darin, ihnen noch mehr Kummer zu bereiten‹ – was letzten Endes bedeuten würde, daß die Geheimhaltung und der ärztliche Paternalismus nur noch größer würde. Nicht das Benennen als solches ist herabsetzend oder verdammend, sondern der Name... Solange eine besondere Krankheit als bösartiger, unbezwingbarer Feind und nicht einfach nur als Krankheit behandelt wird, werden die meisten Menschen... in der Tat demoralisiert sein, wenn sie erfahren, was für eine Krankheit sie haben. Die Lösung kann wohl kaum darin bestehen, daß man Patienten nicht länger die Wahrheit sagt, sondern nur in der Berichtigung der Vorstellung von dieser Krankheit, ihrer Entmythisierung« (SONTAG 1978).

Abgrenzungsschwierigkeiten

Die zusammenhängende Darstellung der Merkmale und Symptome der Psychosen aus dem schizophrenen Formenkreis (vgl. 4. Kapitel) mag den Eindruck erwecken, als handle es sich um ein klares, abgrenzbares Krankheitsbild mit gewissen unterschiedlichen Ausprägungen. Dies ist, wie bereits mehrfach betont, keineswegs der Fall. Die Wirklichkeit stellt sich anders dar als im Lehrbuch. Die Vielfalt der möglichen Symptome und die Tatsache, daß jeweils nur ein Bruchteil davon auftreten kann, erschweren die Abgrenzung. Dazu kommt, daß die Symptome, abgesehen von den Grundsymptomen, nicht spezifisch für die Psychosen aus dem schizophrenen Formenkreis sind. Vielmehr überschneiden sie sich mit den Symptomen anderer – sozusagen benachbarter – psychischer Krankheiten in vielfältiger Weise: solchen depressiver und manischer Störungen, neurotischer und Persönlichkeitsstörungen. Zur allgemeinen Verwirrung trägt die Tatsache bei, daß das Konzept der Schizophrenie zu unterschiedlichen Zeiten und in unterschiedlichen Ländern und psychiatrischen Schulen seit dem frühen Spannungsfeld zwischen KRAEPELIN und BLEULER recht unterschiedlich verstanden wurde.

Das hat beispielsweise dazu geführt, daß die Diagnose einer schizophrenen Psychose in den Vereinigten Staaten bis in die siebziger Jahre hinein doppelt so oft gestellt wurde wie auf dem europäischen Kontinent und in England, weil dort Krankheitsbilder mit einbezogen worden sind, die in Europa als Depression, als Manie oder als Neurose diagnostiziert worden wären. Diese Unterschiede sind durch eine wichtige wissenschaftliche Untersuchung, die sogenannte US-UK-Studie, in den sechziger Jahren herausgearbeitet worden. Die Ergebnisse dieser Studie haben weitreichende Konsequenz für die Diagnosestellung, für die Konzeptbildung in der Schizophrenieforschung, aber auch in der Praxis der Diagnostik und in der Behandlung gehabt.

Eine Graphik aus dieser Untersuchung macht deutlich, welche Konsequenzen die unterschiedliche Handhabung des Schizophreniekonzeptes in Europa und in den Vereinigten Staaten gehabt haben muß. Wer in den Vereinigten Staaten als schizophren diagnostiziert wurde, konnte nach europäischen diagnostischen Kriterien an so unterschiedlichen Störungen leiden wie Depressionen, Manie oder neurotischer Erkrankung. Man bedenke, daß alle wichtigen Untersuchungen zum Forschungsgegenstand Schizophrenie und Familie aus den vierziger-, fünfziger- und sechziger Jahren bei Patienten durchgeführt worden sind, von denen die Hälfte nach europäischer Diagnostik *nicht* an einer Psychose aus dem schizophrenen Formenkreis gelitten haben. Es spricht einiges dafür, daß etwa das berüchtigte Konzept von der »schizophrenogenen« Mut-

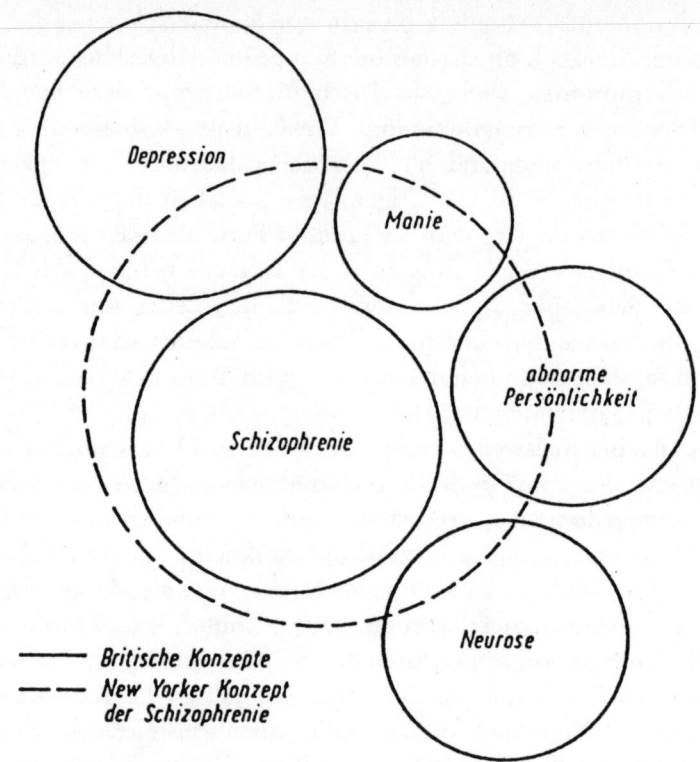

Abb. 2: Der Unterschied zwischen Konzepten der Schizophrenie in New York und Großbritannien (aus COOPER u. Mitarb., 1972)

ter auf der Grundlage der Beobachtung von Kranken entwickelt worden ist, die aus heutiger Sicht zum beträchtlichen Teil gar nicht schizophren waren.

Auch in Europa haben objektivierbare Kriterien für die Erarbeitung der Diagnose einer Psychose aus dem schizophrenen Formenkreis bis in die siebziger Jahre gefehlt. Die Beschreibung BLEULERS und die klinische Psychopathologie SCHNEIDERS waren hilfreich. Aber sie ließen dem Ermessen einen übergroßen Spielraum. Eugen BLEULER umreißt das Dilemma bereits in seiner ersten Beschreibung:

»Wie bei jeder Krankheit müssen auch hier die Symptome eine gewisse Höhe erreicht haben, um diagnostisch verwertbar zu sein. Gerade bei der Schizophrenie stehen aber in den leichteren Fällen eine Anzahl von Erscheinungen im Vordergrund, die sehr stark schwanken innerhalb der Breite dessen, was man, wenn nicht gesund, so doch ›nicht geisteskrank‹ nennt. Charakteranomalien, Gleichgültigkeit, Energielosigkeit, Unverträglichkeit, Eigensinn, Launenhaftigkeit…, hypochondrische Klagen usw. brauchen gar nicht Symptome einer eigentlichen Geisteskrankheit zu sein; sie sind aber sehr häufig die einzigen sichtbaren Zeichen der Schizophrenie« (Bleuler 1911).

So ist es kaum verwunderlich, daß noch in den sechziger Jahren die meisten deutschsprachigen Psychiater anläßlich einer Umfrage antworteten, sie verließen sich bei der Schizophreniediagnose in erster Linie auf ihr Gefühl – jenes berühmt-berüchtigte »Praecox-Gefühl«, das H. C. Rümke (1958) beschrieben hat. Danach sei eine schizophrene Psychose nicht aus den Einzelsymptomen heraus zu erfassen, sondern aus dem Gefühl des Psychiaters und der eigentümlichen Form zwischenmenschlicher Kommunikation, die sich im Umgang mit Schizophrenen herstelle. Dieses Gefühl sei nicht verbalisierbar und stelle sich nur beim Erfahrenen ein. Es handle sich daher nicht um ein eigenes Gefühl, sondern um nicht bewußt werdende oder nicht realisierbare Erinnerungen. Nach Rümkes Überzeugung hat das Praecox-Gefühl eine große symptomatologische Bedeutung: Wenn es sich einstelle, komme es an Bedeutung einem Symptom ersten Ranges (nach K. Schneider) gleich.

Es mag wohl sein, daß Wahrnehmungen und Beobachtungen im Gespräch mit Schizophrenen sich bei Erfahrenen zu einem »untrüglichen Gefühl« verdichten. Dies zum Diagnosekriterium zu machen, ist dennoch mehr als fragwürdig.

Man kann sich vorstellen, daß die soziologisch-psychologische Psychiatriekritik der sechziger Jahre und die antipsychiatrische Bewegung ein leichtes Spiel mit einer Psychiatrie hatten, die sich auf Gefühle verließ, um ihre zentrale Krankheit zu diagnostizieren. Die mangelhafte Übereinstimmung zwischen den Diagnostikern lud ebenso zur hämischen Kritik ein wie die Inkompatibilität und die mangelnde Objektivierbarkeit der gängigen Diagnosesysteme.

Diagnose als Konstrukt

Die Offenlegung der Mängel in den diagnostischen Gepflogenheiten der Psychiatrie hat seit Mitte der sechziger Jahre mannigfache Aktivitäten angestoßen. Im deutschsprachigen Raum konstituierte sich eine Arbeitsgemeinschaft für Methodik und Dokumentation der Psychiatrie, um ein Instrument zur vergleichbaren Erfassung der Psychopathologie zu entwickeln. Die Weltgesundheitsorganisation revidierte die internationale Klassifikation psychischer Störungen (ICD) mehrfach von der ICD 8 über die ICD 9 zur ICD 10, die seit 1991 in deutscher Übersetzung vorliegt. Parallel dazu veränderte die American Psychiatric Association (APA) ihr diagnostisches und statistisches Manual. Dessen dritte Auflage – das DSM III – trat 1980 nach jahrelanger Vorarbeit in Kraft. Die heutige gültige, revidierte Fassung (DSM-III-R 1987) liegt seit 1989 in deutscher Übersetzung vor.

Die neuen Klassifikationssysteme verstehen sich als Versuche, »im Rahmen eines fortschreitenden Prozesses psychische Störungen besser zu verstehen« (SPITZER 1989). Ihr Ansatz ist deskriptiv: Sie beschreiben die Krankheiten und ihre Symptome. Sie verzichten darauf, sie auf bekannte, vermutete oder unterstellte Ursachen zurückzuführen. Ihr Ansatz ist pragmatisch und in gewisser Weise atheoretisch. Sie stellen keinen Anspruch auf letzte wissenschaftliche Wahrheit: Die Diagnosekriterien gelten als erfüllt, wenn die Symptome einer psychischen Störung in ausreichender Anzahl und von ausreichendem Gewinn vorhanden sind. Die Diagnose darf nicht gestellt werden, wenn dies nicht der Fall ist. Die ICD 10 geht soweit, den Begriff der Störung (Disorder) an die Stelle von Ausdrücken wie »Krankheit« oder »Erkrankung« zu setzen, deren Gebrauch sie als problematisch bezeichnet:

»Neben einer Beschreibung der wesentlichen klinischen Charakteristika werden für jede Störung auch weitere wichtige, aber weniger spezifische Merkmale angegeben. Die ›diagnostischen Leitlinien‹ geben dann die Anzahl und die Gewichtung der Symptome an, die zur Stellung einer sicheren Diagnose erforderlich sind. Sie wurden so formuliert, daß eine gewisse Flexibilität bei der diagnostischen Entscheidung verbleibt. Dieses erscheint angesichts verschiedenartiger und unübersichtlicher klinischer Situationen erforderlich, in denen oft vorläufige Diagnosen gestellt werden müssen, obwohl das klinische Bild noch nicht vollständig klar ist, oder Informationen noch nicht in ausreichendem Maße vorliegen.«

All dies bedeutet, daß wir bei Anwendung zeitgemäßer diagnostischer Klassifikationssysteme nicht mehr feststellen können und wollen, daß ein Mensch »schizophren« ist. Wir prüfen vielmehr, ob die Diagnosekriterien nach ICD 10 oder DSM-III-R für die Diagnose einer Psychose aus dem schizophrenen Formenkreis vorliegen oder nicht. Die Diagnose ist auf diese Weise zum Konstrukt geworden, zur Arbeitshypothese, die aber sehr wohl die Grundlagen für therapeutisches Handeln schafft. Diese Relativierung der Aussagekraft der diagnostischen Einordnung durch die Anwender bietet die Chance, daß auch die Diagnostizierten und ihre Angehörigen die Benennung der Störung in Zukunft weniger als Verurteilung und mehr als Herausforderung erleben.

Diagnostische Kriterien

Im folgenden soll anhand der diagnostischen Kriterien des DSM-III-R (Originaltext jeweils im Kasten) dargestellt werden, wie bei der Feststellung einer schizophrenen Störung vorzugehen ist.

Zunächst gilt es zu klären, ob und welche psychotischen Symptome in welcher Anzahl vorhanden sind.

»A) Vorhandensein charakteristischer psychotischer Symptome während der floriden Phase: entweder (1), (2) oder (3) mindestens eine Woche lang (es sei denn, die Symptome wurden erfolgreich behandelt):
(1) zwei der folgenden:
  (a) Wahn;
  (b) eindeutige Halluzinationen (entweder ohne Unterbrechung einige Tage lang oder mehrere Male in der Woche, wochenlang; alle halluzinatorischen Erlebnisse dauern länger als nur wenige kurze Momente);

(c) Zerfahrenheit oder auffallende Lockerung der Assoziationen;

(d) katatones Verhalten;

(e) flacher oder deutlich inadäquater Affekt.

(2) bizarrer Wahn (d. h. dazu gehören Phänomene, die im Kulturkreis des Betroffenen als vollkommen abwegig angesehen würden, z. B. Gedankenausbreitung oder Kontrollen durch eine tote Person);

(3) vorherrschende akustische Halluzinationen (wie in [1] [b] definiert), bei denen der Inhalt keinen offensichtlichen Zusammenhang mit Depression oder gehobener Stimmung hat. Oder auch Halluzinationen, bei denen eine Stimme des Verhaltens bzw. die Gedanken des Betroffenen kommentiert oder bei denen sich zwei bzw. mehrere Stimmen miteinander unterhalten« (DSM-III-R).

In einem zweiten Schritt wird die soziale Situation der Kranken untersucht. Entwicklung und Lebenslauf, insbesondere Einbrüche und Veränderungen werden geprüft.

»B) Im Verlauf der Störung sinkt die Leistung in Bereichen wie Arbeit, soziale Beziehungen und Selbständigkeit beträchtlich unter das höchste Niveau, das vor der Störung erreicht wurde (bei Störungsbeginn in der Kindheit oder Adoleszenz wird der zu erwartende soziale Entwicklungsstand nicht erreicht)« (DSM-III-R).

Es folgen differentialdiagnostische Abklärungen. Insbesondere ähnliche oder in den äußeren Erscheinungen verwandte psychische Störungen müssen ausgeschlossen werden, insbesondere schizoaffektive und affektive Störungen wie die manisch-depressive Krankheit und organische Ursachen.

Die Zeitperspektive muß berücksichtigt werden. Das DSM-III-R verlangt, daß die Störung bzw. bestimmte Symptome der Störung über einen Mindestzeitraum bestehen bzw. bestanden haben. Ein solcher Mindestzeitraum wird auch von der ICD 10 gefordert. Diese wendet sich allerdings mit Nachdruck gegen eine Zeitspanne von sechs Monaten. Unspezifische Symptome vor Ausbruch der akuten Psychose und Restsymptome nach deren Abklingen (*Prodromal-* und *Residualsymptome*) gehen mit in die differentialdiagnostische Abklärung ein. Sie erlangen insbesondere im Zusammenhang mit den Zeitkriterien des DSM-III-R Bedeutung: Die Kriterien gelten beispielsweise als erfüllt, wenn nur eine Woche akute Symptome, aber sechs Monate Prodromalsymptome bestanden haben. Ähnlich verhält es sich, wenn der akuten Symptomatik sechs Monate lang erkennbare Symptome folgen. Dazu heißt es erläuternd in der ICD 10:

»Besonders bei jungen Menschen tritt vor den typischen schizophrenen Symptomen eine Wochen oder Monate dauernde Prodromalphase mit unspezifischen Symptomen auf. Dabei kommen sozialer Rückzug, Fernbleiben von der Arbeit, Reizbarkeit, Überempfindlichkeit und Interessenverlust vor. Diese Symptome sind weder pathognomonisch für eine bestimmte Störung, noch sind sie für die betroffene Person im gesunden Zustand typisch. Oft sind sie genauso belastend für die Familie und beeinträchtigend für den Patienten wie die später auftretenden eindeutigen Krankheitssymptome, wie Wahngedanken und Halluzinationen. Retrospektiv betrachtet, machen diese Prodromalstadien einen wesentlichen Teil der gesamten Krankheitsentwicklung aus. Es gibt nur wenig Informationen darüber, ob bei anderen psychiatrischen Störungen ähnliche Prodromi vorkommen oder ob ähnliche Zustandsbilder auch zeitweise bei Personen auftreten und wieder zurückgehen, die niemals eine diagnostizierbare psychiatrische Störung entwickeln.

Falls ein Prodrom als typisch und spezifisch für eine Schizophrenie angesehen und zuverlässig beschrieben werden kann und es sich von einem Vorstadium anderer psychiatrischer Störungen oder von einem nichtkrankhaften Zustand eindeutig unterscheidet, kann es gerechtfertigt sein, so ein Prodrom zu den operationalen Kriterien für eine Schizophrenie zu zählen. Die zum jetzigen Zeitpunkt vorliegenden Informationen rechtfertigen allerdings nicht, ein Prodromalstadium als Kriterium für die Diagnose anzusehen. Außerdem ist die Unterscheidung solcher Prodromalsyndrome von schizoiden und paranoiden Persönlichkeitsstörungen noch ungeklärt« (ICD 10).

»**Prodromal- oder Residualsymptome:**
(1) ausgeprägte soziale Isolierung oder Zurückgezogenheit;
(2) ausgeprägte Beeinträchtigung der Rollenerfüllung im Beruf, in der Ausbildung oder im Haushalt;
(3) ausgeprägt absonderliches Verhalten (z. B. das Sammeln von Abfällen, Selbstgespräche in der Öffentlichkeit oder Horten von Lebensmitteln);
(4) ausgeprägte Beeinträchtigung bzw. Vernachlässigung der persönlichen Hygiene und Körperpflege;
(5) abgestumpfter, verflachter oder inadäquater Affekt;
(6) abschweifende, vage, verstiegene, umständliche Sprache oder Verarmung der Sprache oder des Sprachinhalts;
(7) eigentümliche Vorstellungen oder magisches Denken, die das Verhalten beeinflussen und nicht mit kulturellen Normen übereinstimmen, z. B.: Aberglaube, Hellseherei, Telepathie, ›sechster Sinn‹, ›andere können meine Gefühle spüren‹, überwertige Ideen, Beziehungsideen;
(8) ungewöhnliche Wahrnehmungserlebnisse, z. B. wiederholte Illusionen, die Anwesenheit einer in der Realität nicht vorhandenen Kraft oder Person zu spüren (leibhaftige Bewußtheit);
(9) erheblicher Mangel an Initiative, Interesse oder Energie« (DSM-III-R).

Die Differentialdiagnose einer schizophrenen Psychose ist eine außerordentlich komplexe Angelegenheit. Zur Unterstützung dabei wurde für das DSM-III-R ein Entscheidungsbaum zur Differentialdiagnose psychotischer Symptome entwickelt. Er macht deutlich, wie viele Einzelfaktoren zu bedenken, wie viele Symptome zu gewichten und wie viele andere möglichen Störungen auszuschließen sind (siehe Abb. 3).

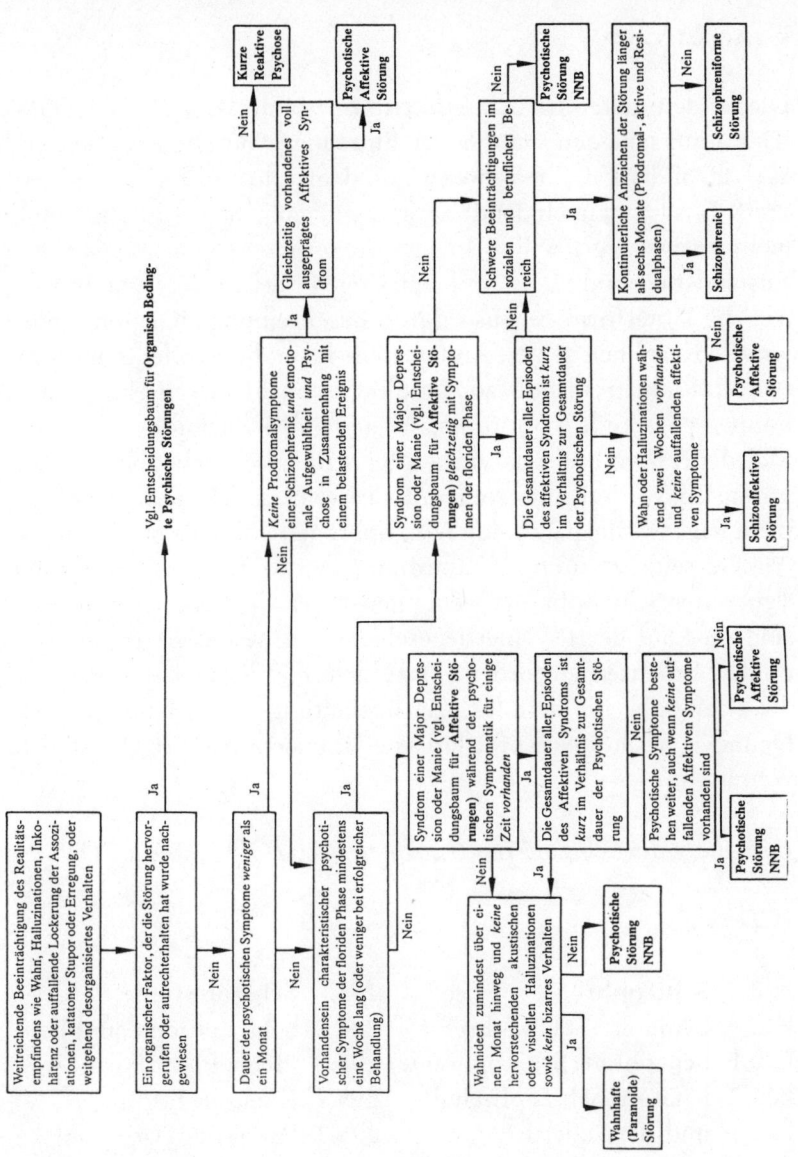

Abb. 3: Differentialdiagnose der psychotischen Störungen

81

Unterformen

Die beiden geltenden Klassifikationssysteme ICD 10 und DSM-III-R unterscheiden sich bei der Einteilung von Unterformen und Verlaufsbildern der Psychosen aus dem schizophrenen Formenkreis. Das hängt auch damit zusammen, daß eine solche Einteilung mehr oder weniger willkürlich ist. Sie orientiert sich am jeweiligen Zustandsbild und nicht am langfristigen Verlauf. Es versteht sich, daß die Unterform genauso durch Beschreibung abgegrenzt wird wie die Krankheit selber. Andererseits kann die Art der Symptome von Krankheitsepisode zu Krankheitsepisode wechseln. Einmal können paranoide Symptome, das andere Mal katatone, das dritte Mal depressive und das vierte Mal schließlich hebephrene Symptome im Vordergrund stehen. Es ist richtig, daß bestimmte Formen, wie etwa die paranoide Schizophrenie, stabiler sind als andere. Andererseits ist durch die Zuordnung von Kranken zu bestimmten Typen der Schizophrenie wenig gewonnen. Manche Unterformen sind im Lauf der Psychiatriegeschichte zu besonders stigmatisierenden Etiketten geworden. Dazu gehören die Hebephrenie und die Schizophrenia simplex. Zurückhaltung ist deshalb geboten. Dennoch sei hier eine tabellarische Übersicht nach ICD 9 und 10 vermittelt

Einteilung der Schizophrenie-Formen nach ICD 10 und ICD 9

ICD 10		ICD 9	
F20	**Schizophrenie**	**295.**	**Schizophrenie**
F20.0	paranoide Schizophrenie	295.0	Schizophrenia simplex
F20.1	hebephrene Schizophrenie	295.0	Hebephrene Form
F20.2	katatone Schizophrenie	295.2	Katatone Form
F20.3	undifferenzierte Schizophrenie	295.3	Paranoide Form
F20.4.	postschizophrene Depression	295.4	Akute schizophrene Episode
F20.5	schizophrenes Residuum	295.5	Latente Schizophrenie
F20.6	Schizophrenia simplex	295.6	schizophrener Restzustand

F20.8 andere	295.7 Schizoaffektive
	Psychose
F20.9 nicht näher bezeichnet	295.8 andere Formen
	295.9 unspezifische Formen

In der neuen, für die Zukunft gültigen Fassung der internationalen Klassifikation der Diagnosen (ICD 10) ist gegenüber früheren Versionen nicht nur die Reihenfolge der Unterformen verändert worden. Wichtiger ist die Herausnahme jener Unterformen, die nach den strengeren Kriterien der ICD 10 nicht mehr als Schizophrenien klassifiziert werden, sondern als schizophrenie-nahe oder -ähnliche Störungen. Dazu gehören die schizotype Störung (Ordnungs-Nr. F 21), anhaltende wahnhafte Störungen (F22), vorübergehende akute psychotische Störungen (F23), induzierte wahnhafte Störungen (F24), schizoaffektive Störungen (F25) sowie andere nichtorganische psychotische Störungen.

Es bleibt die Frage, ob die Unterteilung der Psychosen aus dem schizophrenen Formenkreis in Unterformen Sinn macht. Das gilt um so mehr, als Heinz HÄFNER (1991) in seiner Übersicht über den Stand des Wissens festhält, daß weder die Epidemiologie noch die Verlaufsforschung eine solche Unterteilung rechtfertigen. HÄFNERS Feststellung deckt sich mit meiner Überzeugung, daß sie zu wenig mehr dient als zur Verunsicherung von Krankenpflegerschülern und -schülerinnen und Medizinstudenten und -studentinnen. In der Alltagspraxis sollten diskriminierende Etikettierungen wie »Hebephrenie« und »Schizophrenia simplex« zudem möglichst vermieden werden.

Schlußbemerkung

Die Diagnose ist eine Arbeitshilfe. Sie verkürzt einen komplexen Zusammenhang. Sie ist zugleich ein Etikett. Das ist nicht zu vermeiden. Ronald LAING, der dies sein Leben lang versucht hat, hat mich bei einem Besuch in seiner therapeutischen Wohngemeinschaft Kingsley Hall im Herbst 1968 in dieser Überzeugung bestärkt, als er mir erklärte, hier lebten Menschen, die »andere Leute schizophren nennen«. Wichtig ist, daß das Etikett nicht zum Urteil wird: Nichts unterstreicht die begrenzte Aussagekraft in der psychiatrischen Diagnostik eindrucksvoller als die oben dargestellten Merkmalskataloge der neuen Klassifikationssysteme ICD 10 und DSM-III-R.

6 Entstehungsbedingungen – Ursachen und Anlässe

*Die Schizophrenieforschung hat dargetan,
daß es mannigfache Einflüsse auf die Entstehung, die Symptomatologie und den
Verlauf schizophrener Psychosen gibt.*
M. BLEULER, 1981

»Woran liegt das? Woher kommt die Krankheit? Was ist ihre Ursache?« Diese besorgten Fragen stellen wohl alle Kranken, alle Familienangehörigen, Bekannten und Freunde. »Hätte ich anders leben
können, um ihren Ausbruch zu verhindern? Wer ist schuld an der
Krankheit?« Fragen wie diese gewinnen im weiteren Verlauf der
Erkrankung oft an Bedeutung. Insbesondere die letzte hat in den
vergangenen Jahrzehnten nicht selten dazu beigetragen, das weitere
Zusammenleben vieler Kranker mit ihrer Familie zu belasten und
zu vergiften.

Bis heute weiß niemand, wie die Psychosen aus dem schizophrenen Formenkreis entstehen. Die Ursachen liegen weitgehend im
dunkeln. Es gibt keine Reihe von Vorstellungen, Theorien und Befunden. Sie münden nach dem heutigen Stand der Forschung alle in
der Antwort: Menschen, die schizophren erkranken, sind empfindsamer gegenüber Innen- und Außenreizen. Sie sind verletzlicher als
andere durch Belastungen aus der sozialen Umgebung, durch die
psychischen Wirkungen körperlicher Erkrankungen, durch eigene
innere Konflikte.

Weniger robust zu sein als andere Menschen, ist weder Schande
noch Schwäche. Empfindsamkeit im Umgang mit Menschen und
Dingen ist eine Chance zu vertieftem Erleben, intensiven Beziehungen und kreativer Lebensgestaltung. »Vulnerabilität« – auf
deutsch »Verletzlichkeit« – ist das Schlüsselwort. In der Schizophrenieforschung des vergangenen Jahrzehnts hat es fast magische

Bedeutung gewonnen – für biologisch orientierte Ärzte und Wissenschaftler ebenso wie für Psychologen und Sozialpsychiater. Vulnerabilität ist aber nicht nur ein Zauberwort. Der Begriff verdeckt zugleich, daß wir über die Ursachen der schizophrenen Psychosen immer noch sehr wenig wissen. Er macht deutlich, daß wir lediglich Vorstellungen darüber haben, welche Faktoren bei der Auslösung eine Rolle spielen und auf den weiteren Verlauf einwirken können.

In den siebziger Jahren haben wir von der »multifaktoriellen Genese« – der vielfältigen Bedingtheit – gesprochen. Das war eine andere Umschreibung dafür, wie wenig wir wußten. Heute ist es die Vulnerabilität. Immerhin besteht Einigkeit darüber, daß es bestimmte in besonderer Weise verletzliche Menschen sind, bei denen ein erhöhtes Erkrankungsrisiko besteht, was immer die Gründe dafür sein mögen. *Eines aber ist ganz sicher: Es gibt niemanden, der daran schuld ist.*

Sozialpsychiatrische und psychologische Konzepte

Psychische Krankheit als Verhaltensstörung

Psychische Krankheiten sind unabhängig von ihrem sonstigen Charakter immer auch *Verhaltensstörungen*. Man kann sagen, daß sie in erster Linie aufgrund ihrer Verhaltensäquivalente erkannt und eingeordnet werden. Es fehlen objektiv meßbare Kriterien – wie Temperaturanstieg, Veränderungen des Blutes oder der Zusammensetzung des Liquors. Dies hat zu Unsicherheit über die Definition und die Abgrenzung psychischer Krankheiten geführt. Ein beträchtlicher Teil psychiatrischer Forschung dient deshalb immer noch dem Bemühen um eine einheitliche und allgemein nachvollziehbare Klassifikation. Ich bin im letzten Kapitel ausführlich darauf eingegangen.

Symptome psychischer Krankheit sind Verhaltensformen oder Ausdrucksformen des Erlebens, die vom Üblichen abweichen. Sie verändern die Beziehungen zu anderen Menschen in einer Weise, die sie selbst nicht oder nur begrenzt kontrollieren können. Anderen erscheinen sie dann als antriebsgesteigert oder antriebsarm, als schweigsam, als verworren, wie in gehobener oder gedrückter Stimmung, als kontaktarm oder als aufdringlich. Keines dieser Verhaltensäquivalente psychischer Störungen ist für sich allein Ausdruck von Krankheit. Es kommt vielmehr entscheidend darauf an, wie die Betroffenen sich früher verhalten haben und was sie dazu veranlaßt hat, jetzt anders zu handeln. Nicht jede Verhaltensänderung, die von der Umwelt als »verrückt« bezeichnet wird, muß Ausdruck einer psychischen Störung sein. Aber die Reaktionen der Gesellschaft auf abweichendes Sozialverhalten, das sich nicht einordnen läßt, führen leicht zu Mißtrauen, Ablehnung und Aussonderung.

Die Etikettierungstheorie

Der Labeling-Ansatz (Label = Etikett) ist eine der frühen sozialpsychiatrischen Theorien, die Vorstellungen zur Entstehung psychischer Störungen formulieren. Er hat seinen Ursprung in der Soziologie abweichenden Verhaltens. In den fünfziger Jahren spielte er in den Vereinigten Staaten eine zentrale Rolle bei der Erforschung von Jugendkriminalität. Die Theorie war folgende: Bestimmte Jugendliche aus sozialen Randgruppen oder aus der Unterschicht, die sich anders verhalten als ihre Altersgenossen aus der sozialen Mittelschicht, sind von Kindheit an bestimmten Vorurteilen ausgesetzt. Irgendwann beginnen sie sich diesen Vorurteilen entsprechend zu verhalten. Sie ziehen umher. Sie werfen Scheiben ein und brechen Autoantennen ab. Sie begehen kleinere Ladendiebstähle. Sie sind gelegentlich in Raufereien verwickelt. Erst durch den Kontakt mit Polizei und Justiz bekommen sie ihr Etikett. Allmählich beginnen sie, sich selber ebenso zu sehen wie die anderen. Damit ist der erste Schritt in der Karriere zum nunmehr tatsächlich kriminellen Jugendlichen getan.

Der Labeling-Ansatz wurde schon bald auf die Psychiatrie übertragen (vgl. S. 70). Thomas SCHEFF, Verfasser des Buches »Etikett Geisteskrankheit« (1972), ist Exponent jener Soziologen, die sich mit den Auswirkungen der Etikettierung auf psychisch Kranke befaßt haben. Die Labeling-Theoretiker behaupten letztlich eine Umkehrung der Chronologie: Nicht die Störung führe zum Etikett, sondern das Etikett zur Störung. Richtig ist daran gewiß, daß Etikettierung und Stigmatisierung eng miteinander verbunden sind und daß die Auswirkungen der Stigmatisierung einer zweiten Krankheit gleichkommen können.

Die Etikettierungstheorie geht davon aus, daß bei Menschen, die später schizophren genannt werden, zunächst eine unspezifische Form abweichenden Verhaltens gegenüber den geltenden sozialen Normen besteht. Dadurch, daß sie mit der Psychiatrie in Berührung kommen, die Verhaltensstörung zur Krankheit erklärt und als Schizophrenie benannt wird, verfestigt sich diese Form abweichenden Verhaltens in spezifischer Weise. Durch die Reaktion der Mitmenschen und die Behandlung durch die Fachleute sieht sich der Schizophrene schließlich einem neuen Normengeflecht und neuen Verhaltenserwartungen gegenüber, die ihn fortan zwingen, die Rolle des Schizophrenen auszuleben.

Inzwischen besteht Übereinstimmung darüber, daß der Labeling-Ansatz zu einfach ist. Er reicht nicht aus, um die Entwicklung so komplexer Störungen wie Psychosen aus dem schizophrenen Formenkreis zu erklären. Allerdings besteht auch Einigkeit darüber, daß die Art und Weise des Umgangs der Umwelt mit den Kranken wesentlichen Einfluß auf den Krankheitsverlauf hat – auf die »Karriere«, die der Betroffene mit der Diagnose, dem Etikett »Geisteskrankheit«, beginnt.

Während die Menschen aus dem jeweiligen sozialen Umfeld vor der Diagnose dazu tendieren, Verhalten zu »normalisieren« – und sei es auch noch so verrückt –, neigen sie nach der Diagnose dazu, auch absolut unauffälliges Verhalten unter dem Blickwinkel zu betrachten, ob es nicht möglicherweise doch Ausdruck ihrer Krankheit sein könnte. Ein Beispiel dafür liefert der amerikanische Sozialpsychologe David ROSENHAN (1973), der in den frühen siebziger Jahren in Neuengland gesunden Psychologiestudenten mit vorgeblichen schizophrenen Symptomen in psychiatrische Krankenhäuser einschleuste. Nachdem sie erst einmal aufgenommen worden waren, fanden manche ihrer Alltagsaktivitäten als Symptome Eingang in die Krankengeschichten: »Schreibt in auffälliger Weise«, hieß es beispielsweise über eine Studentin, die ihrerseits die Therapeuten beobachtete und darüber Aufzeichnungen machte.

Solche Übersensibilität gegenüber scheinbaren Zeichen psychischer Störung führt zwangsläufig zu einer psychischen und sozialen Einengung bei genesenen psychisch Kranken. Die Besorgtheit oder die Ängstlichkeit der Umgebung erschwert die unbefangene Kontaktaufnahme und verkompliziert die zwischenmenschlichen Beziehungen. Das gilt um so mehr, als die in der Öffentlichkeit verbreiteten Vorstellungen und Vorurteile mit der Wirklichkeit psychischen Leidens oft nur wenig zu tun haben. Die durch die psychische Störung beschädigte Identität wird durch die sozialen Reaktionen zusätzlich beeinträchtigt. Der Weg zurück in die »normale« Umgebung wird erschwert. Sozialer Rückzug und letztlich auch das, was wir Hospitalisierungsschäden nennen, können die Folge sein.

Obwohl die Etikettierungstheorie sich als untauglich für die Erklärung der Entstehung psychischer Krankheiten erwiesen hat, ist sie für das Verständnis des Verlaufes, der Krankenkarriere, von großer Bedeutung.

Soziale Schicht und psychische Krankheit

Ein anderer früher sozialpsychiatrischer Forschungsansatz untersuchte die Beziehung zwischen sozialer Schichtzugehörigkeit und psychischer Krankheit. HOLLINGSHEADS und REDLICHS berühmte Studie »Social Class and Mental Illness« (1958) ist der Höhepunkt einer Literatur, die sich in den fünfziger und sechziger Jahren um diese Thematik rankte. Auch ihre Thesen und Befunde sind vielfach mißverstanden worden. Sie haben nicht bewiesen – und wollten das auch nicht –, daß die Zugehörigkeit zur Unterschicht ein erhöhtes Risiko bedingt, an Schizophrenie zu erkranken. Viel wichtiger wurde ihr Nachweis, daß soziale Faktoren, nämlich die Schichtzugehörigkeit, über den Zeitpunkt und die Art der Behandlung sowie den Verlauf und die Prognose der Krankheit mitbestimmen: Liegt die Ersterkrankungsrate (Inzidenz) in der Unterschicht um das Dreifacher über der der Ober- und der Mittelschicht, so liegt die Stichtagshäufigkeit (Prävalenz) um das Neunfache darüber!

Um die soziologische Ursachendiskussion ist es in jüngerer Zeit verhältnismäßig still geworden. Es besteht relative Einigkeit darüber, daß die erhöhte Ersterkrankungsrate in den schwachen sozialen Schichten eher Ergebnis einer sozialen Drift als von sozialem Streß ist. Da die Schizophrenie eine Krankheit mit einer Mehrgenerationenperspektive ist, kann sich auch der durch erhöhte Verwundbarkeit und verminderte soziale Durchsetzungsfähigkeit bedingte Abstieg schon in der Elternfamilie vollziehen. Im übrigen hat sich gezeigt, daß ein Schichtunterschied nicht mehr nachzuweisen ist, wenn man nicht die Schichtzugehörigkeit der Kranken als Maßstab zugrunde legt, sondern die der Eltern. Ähnliche Überlegungen gelten für die Feststellung einer relativen Häufung psychisch Kranker in bestimmten Stadtteilen, insbesondere in Slums, die vorrangig von unterprivilegierten und entwurzelten Menschen bewohnt werden: Auch hier ist es eher die Drift in diese Stadtregionen als der Streß der Lebensbedingungen, die für diese spezifische Häufung verantwortlich ist.

Dagegen sind die Befunde über den Einfluß sozialer Faktoren auf den Verlauf und die Prognose zum Ausgangspunkt der modernen praktischen Sozialpsychiatrie geworden. HOLLINGSHEADS und REDLICHS Hoffnung auf einen »Fünf-Dollar-Psychotherapeuten« für alle Kranken ist eine Illusion geblieben. Aber die Erkenntnis hat sich durchgesetzt, daß es notwendig ist, spezifische psychiatrische Dienste für solche Kranken zu schaffen, die nicht aus eigener Kraft den Weg in die Sprechstunde des niedergelassenen Psychiaters finden und die neben ärztlicher vielfältiger sozialer Unterstützung bedürfen.

Life-Events: Die Rolle lebensverändernder Ereignisse

Der jüngste Beitrag sozialpsychiatrischer Ursachenforschung besteht im Life-Event-Ansatz. Er ist vor allem von den Engländern George BROWN und Jim BIRLEY (1968) vorangetrieben worden. Dazu gehört auch die Untersuchung der Bedeutung lebensverändernder Ereignisse für den Ausbruch schizophrener Psychosen. Eine Anhäufung solcher im Vorfeld schizophrener Erkrankungen konnte festgestellt werden. Aber die Begeisterung über die Ergebnisse der Life-Event-Forschung hat seit Mitte der siebziger Jahre merklich nachgelassen. Offenbar handelt es sich um etwas Unspezifisches. Eine Häufung solcher Ereignisse läßt sich auch im Vorfeld von anderen psychischen Störungen und vielfältigen körperlichen Erkrankungen feststellen.

Die Ereignisse, die in Betracht kommen, können äußerlich sein wie körperliche Anstrengung, ständige Überforderung, Not und Katastrophen. Eine Ortsveränderung oder ein Umzug am gleichen Ort kommen ebenso in Betracht wie andere Veränderungen in den gewohnten Lebensverhältnissen. Noch bedeutender aber sind Veränderungen in den zwischenmenschlichen Beziehungen: Verlusterlebnisse, aber auch neue, intensive Beziehungen gehören ebenso dazu wie große Nähe und Intimität:

»Die Angst vor der Gefahr, Mitmenschen übermäßig nahezukommen, bei gleichzeitig starkem Bedürfnis nach mitmenschlicher Nähe und Liebe, ist der charakteristische Ambivalenzkonflikt des Schizophrenen. Eine enge mitmenschliche Beziehung ohne Angst, ohne Gefahr für das eigene Ich erleben zu können, ist für diese Kranken ein kaum lösbares Problem. Distanzverminderung scheint häufiger als Distanzerweiterung eine Veranlassungssituation für die Erkrankung zu sein« (TÖLLE 1988).

Unabhängig von der Relevanz der Live-Event-Forschung ist hier eine klassische Beobachtung zu erwähnen, daß schizophrene Psychosen häufig in Übergangs-, Ablösungs- und Trennungssituationen beginnen oder wieder auftreten: Dazu gehört der Übergang von der Schule in die Lehre oder ins Studium oder die Ablösung vom Elternhaus, die ja nicht selten parallel dazu verläuft, der Aufbau einer Partnerschaft, das Scheitern einer solchen, Heirat und Scheidung, die Geburt eines Kindes (auch für den Mann), die Ableistung des Militärdienstes, der Beginn der beruflichen Tätigkeit.

Dies alles sind Anpassungs- und Umstellungssituationen, die, unabhängig davon, ob sie erfreulich oder unerfreulich sind, mit erheblichem Streß und psychologischen Belastungen einhergehen. Bei besonders verletzlichen Menschen schlagen sie sich offenbar in erhöhten Erkrankungsrisiken nieder. Sie werden somit zum

Krankheitsanlaß. Aber sie sind nicht Ursachen der Psychosen aus dem schizophrenen Formenkreis.

Schizophrenie und Familie

Die Erkrankung eines Mitgliedes bleibt nicht ohne Auswirkungen auf das Beziehungsgeflecht und das emotionale Milieu in der Familie. Letzteres ist oft von charakteristischen Spannungen gekennzeichnet. Nicht selten ist es emotional aufgeladen und für alle Beteiligten belastend. Es gilt als gesichert, daß die Art und Weise des Umgangs der Familienmitglieder miteinander für die Entwicklung und den Verlauf von Psychosen aus dem schizophrenen Formenkreis von erheblicher Bedeutung ist. *Ein freundlich-entspanntes Familienmilieu verbessert die Prognose; eine feindselig-gespannte Atmosphäre verschlechtert sie.*

Lange Zeit war die Vorstellung verbreitet, die familiären Beziehungen seien nicht nur für den Krankheitsverlauf von Bedeutung. Das Verhalten einzelner Mitglieder, insbesondere der Mutter, sei vielmehr unmittelbar für die Entstehung der Krankheit verantwortlich. Die komplexen Zusammenhänge von Familiendynamik und Schizophrenie waren seit den frühen vierziger Jahren Gegenstand sozial-psychiatrischer Forschung. Ihren Höhepunkt hatte sie in den fünfziger und den sechziger Jahren. Die Galionsfiguren dieser Richtung waren der Psychoanalytiker Theodor LIDZ und der Ethnologe Gregory BATESON. Ihre Konzepte vom Doublebind und von der »schizophrenogenen Mutter« haben weit über die Psychiatrie hinaus Furore gemacht. Sie haben die Entwicklung der englischen Antipsychiatrie angestoßen. Der Aufbruchsgeneration der späten sechziger Jahre haben sie Argumente für die Abschaffung der Kleinfamilie mit auf den Weg gegeben.

Sie haben nicht nur zu einem besseren Verständnis schizophrenen Verhaltens und schizophrener Kommunikation beigetragen. Sie haben auch unsägliches Leid über zahllose Familien mit schizophrenen Angehörigen gebracht, indem sie das Verhältnis zwischen gesunden Eltern und krankem Kind als Täter-Opfer-Beziehung interpretierten. Es mag sein, daß sie dabei in mancher Hinsicht mißverstanden wurden, daß ihre Ergebnisse und Befunde in vergröberter und verzerrter Form rezipiert wurden. Aber für Therapeuten, Betroffene und die aufgeklärte Umgebung wurden die Eltern, insbesondere die Mütter Schizophrener, zu allem, was sie ohnehin zu erdulden hatten, zusätzlich zu Sündenböcken, zu Schuldigen gemacht. Reste dieser Haltung sind im therapeutischen Alltag noch heute zu spüren (vgl. DEGER-ERLENMAIER 1992).

Die Forschungen zur Beziehung von Schizophrenie und Familie haben auffällige Befunde allzu bereitwillig und allzu einseitig unter dem Blickwinkel Ursache und Wirkung interpretiert: Das Verhalten der Eltern sei Ursache der Erkrankung. Das ebenfalls mögliche umgekehrte Erklärungsmodell – das Verhalten der Eltern als Folge der schizophrenen Störung des Kindes – hat allzuwenig Beachtung gefunden. Heute ist das Familienmilieu als krankheits- und verlaufsgestaltender Faktor allgemein anerkannt. Familienmilieu und Familienbeziehungen als *Ursache* werden fast ebenso einhellig verworfen. Allenfalls werden sie als Anlaß bei vorhandener Vulnerabilität anerkannt.

Psychologische und psychodynamische Aspekte

Psychologie und Psychoanalyse haben sich, sofern sie nicht einen Bogen um die Psychosen aus dem schizophrenen Formenkreis machen, mehr auf die Erklärung schizophrenen Verhaltens konzentriert als auf dessen Ursachen.

Paul FEDERN (1952) war einer der ersten Psychoanalytiker, der sich intensiv damit befaßte. Er betonte die »Ich-Schwäche« des Psychosekranken: »Wo Mangel an Ich-Besetzung besteht, kann ein hochentwickeltes und organisiertes Ich eine hinreichende Besetzung an allen seinen Grenzen nicht halten und ist daher der Invasion von seiten des ent-ichten Unbewußten ausgesetzt.« Aus diesen Gründen wird der Psychosekranke von sonst verdrängten unbewußten Inhalten und Reizen überflutet, gegen die sich sein Ich nicht behaupten kann. Deswegen kann er auch zwischen Innen- und Außenreizen nicht unterscheiden: »In einem solchen Fall kann eine Regression zu einem früheren Ich-Zustand, der einen geringen Aufwand an Ich-Besetzung fordert, zur Abwehr falscher Wirklichkeiten dienen.«

Ähnlich argumentiert der Tübinger Kinderpsychiater Reinhard LEMPP (1973) aus entwicklungspsychologischer Sicht. Die Ich-Schwäche bestehe bei vielen später Psychosekranken bereits in der Kindheit. Sie seien als Kinder oft abhängig, unselbständig und zeigten wenig Widerstandskraft gegenüber den Ansprüchen der Erwachsenen, im besonderen der Eltern. In der Schule seien sie eher passiv und unauffällig. Die Pubertät verlaufe auffallend ruhig. In späteren Jahren kontrastierten Ich-Schwäche und Lebensanforderungen immer mehr, bis es zur psychotischen Dekompensation komme. Die Entwicklung der Psychose erfolge also mehr aus der inneren Konsequenz der Lebensgeschichte, als es auf den ersten Blick den Anschein habe.

Die Schizophrenie betrachtet LEMPP als einen Zustand, der durch den Verlust der »Überstiegsfähigkeit« gekennzeichnet sei. Diese entspreche der souveränen Möglichkeit, zwischen der gemeinsamen Realität und einer individuellen Vorstellungswelt zu wechseln. Dieser gemeinsame Realitätsbezug sei das Ergebnis der psychischen Entwicklung der ersten Lebensjahre: »Während beim Kleinkinde die gemeinsame Realität und eine individuelle Vorstellungswelt noch gleichberechtigt nebeneinanderstehen, gewinnt die gemeinsame Realität bis spätestens zur Einschulung absolute Dominanz« (LEMPP in TÖLLE 1988).   Bei der mangelhaften Besetzung der Ich-Grenzen bzw. bei der Ich-Schwäche kann der Schizophrene demgemäß die äußere Welt und deren Reize nicht von seiner inneren Wirklichkeit abgrenzen, die neben der Wahrnehmung und der Verarbeitung von Außenreizen eine Traumwelt, frei flottierende Gedanken und ungeordnete Gefühle umfaßt.

Indem man schizophrenes Verhalten versteht und in seinen inneren Zusammenhängen als sinnvoll interpretiert, leistet man noch keinen Beitrag zur Erklärung seiner Ursachen. Wo solche Versuche unternommen werden, erstaunt es wenig, daß sie die Ursprünge der Störung in der frühen Kindheit suchen – etwa in lebenslanger falscher Kommunikation mit den Eltern oder in traumatischen Erlebnissen. Die bereits angesprochenen familiendynamischen Überlegungen spielen dabei eine wichtige Rolle. Silvano ARIETI (1985), der unter den psychoanalytisch orientierten Autoren der jüngeren Zeit der Frage nach den psychologischen Ursachen der Psychosen aus dem schizophrenen Formenkreis wohl am intensivsten nachgegangen ist, faßt seine Überlegungen zusammen:

»Ich glaube, daß der künftige Patient in der Kindheit und im späteren Leben nicht nur unter der Eigenwirkung starker negativer Emotionen wie Spannung, Furcht, Angst, Feindseligkeit und Ablehnung zu leiden hat – gleichgültig, wer oder was die ursprüngliche Quelle dieser Emotionen ist –, sondern daß er auch mit den Veränderungen in seiner Entwicklung fertig werden muß, die die Folge solcher Einflüsse sind, und vielleicht auch mit bestimmten eigenen Merkmalen, die ihn weniger fähig machen, ungünstige Umstände zu bewältigen. Kurz, man macht es sich zu leicht (und die möglichen Folgen sind zu katastrophal), wenn man den übereilten Schluß zieht, die Mutter des Schizophrenen sei für die Krankheit ihres Kindes verantwortlich.«

»Zusammenfassend kann man sagen, daß die Frühentwicklung des Kindes zweifellos wichtig ist und sich auf sein ganzes übriges Leben auswirkt, einschließlich dessen Neigung, an Schizophrenie zu erkranken. Dies ist jedoch nur ein Teil des Gesamtbildes. Zu den psychologischen Ursachen der Schizophrenie müssen wir auch die Art und Weise zählen, wie das Kind seine Umwelt erlebte. Eine außergewöhnliche Empfindlichkeit oder eine besondere biologische Prädisposition ließen es wahrscheinlich auf bestimmte Reize, insbesondere auf unerfreuliche, zu stark reagieren. Außerdem müssen wir uns ansehen, wie das Kind seine Erfahrungen mit der Umwelt assimiliert, d. h., wie sie zu Bestandteilen seiner Seele wurden« (ARIETI 1985).

ARIETI betont zugleich, daß er wie viele andere Autoren glaubt, daß ungünstige psychologische Bedingungen für sich genommen nicht zu schizophrenen Psychosen führen, wenn keine biologische Prädisposition vorhanden ist. Umgekehrt sei eine biologische Disposition keine ausreichende Ursache schizophrener Störungen, wenn deren Auswirkungen nicht durch eine Reihe ungünstiger psychologischer Umstände verschlimmert werden. Letzten Endes gilt es festzuhalten, daß es zur Frage der psychologischen Verursachung schizophrener Psychosen reichlich vage Theorien gibt und wenig handfeste Befunde. Einige von ihnen mögen künftigen Forschungen als Leitlinien dienen. Im übrigen richten sie keinen Schaden an, »solange Vermutungen nicht als erwiesene Tatsachen ausgegeben werden« (REDLICH und FREEDMAN 1974).

Biologisch-psychiatrische Aspekte

Die Suche nach den biologischen Grundlagen der Psychosen aus dem schizophrenen Formenkreis hat in den letzten Jahren neue Impulse erfahren. Anlaß dazu sind neue Untersuchungsmethoden ebenso wie neue theoretische Überlegungen. Dazu gehörten die Computertomographie wie die Positionen-Emissions-Tomographien (PET) und andere bildgebende Verfahren, die Stoffwechselaktivitäten im Gehirn sichtbar machen. Fortschritte der Virologie, der Psychophysiologie und der Biochemie des Gehirns gehören dazu, vor allem aber die Entwicklung der Molekulargenetik – der Erforschung von Vererbungseinflüssen auf der Grundlage der Analyse einzelner Gene und ihrer Veränderungen.

Unbeschadet der erreichten Fortschritte gilt weiterhin, daß wir die Ursache der Psychosen aus dem schizophrenen Formenkreis nicht kennen und daß es nach wie vor unwahrscheinlich ist, daß sie durch einen einzelnen Faktor erklärbar sein werden. Caspar KU-LENKAMPFF (1969) hat in seiner Einführung zum Sammelband »Schizophrenie und Familie« noch erklären können, der ungeheure Aufwand biologisch-psychiatrischer Forschung habe in Jahrzehnten nichts hervorgebracht als eine Maus. Heute muß man feststellen, es ist immerhin schon ein Kaninchen! Weitere Fortschritte sind in den nächsten Jahren zu erwarten. Das gilt aus meiner Sicht vor allem für die Erforschung der den schizophrenen Psychosen zugrundeliegenden Stoffwechselprozesse. Es gilt wohl weniger für die Molekulargenetik, in die vorübergehend allzu große Hoffnungen gesetzt worden sind.

Veränderungen der Gehirnstruktur

Immer wieder ist bei schizophrenen Menschen nach Veränderungen des Gehirngewebes oder der Gehirnstruktur geforscht worden. Die Ergebnisse waren enttäuschend. Allerdings gibt es Hinweise darauf, daß bei Menschen, die später schizophren werden, häufiger als bei anderen Hinweise auf Geburts- und vorgeburtliche Komplikationen wie auf frühkindliche Hirnschädigungen festzustellen sind. Außerdem zeigt die bildliche Darstellung der mit Flüssigkeit gefüllten Hohlräume des Gehirns mit Hilfe der Computertomographie und dem Magnetresonanzverfahren Erweiterungen und Verlagerungen bestimmter Teile der Hirnhohlräume, insbesondere der dritten Hirnkammer, die mit einem Gewebeschwund im Bereich des Zwischenhirns sowie der ungleichen Größe der Gehirnhälften in Zusammenhang gebracht werden.

Die Bedeutung dieser Befunde ist unklar, zumal sie auch bei anderen psychischen Störungen gefunden wurden. Sie wird von bestimmten Forschungsrichtungen mit den sogenannten »Basissymptomen« schizophrener Psychosen in Zusammenhang gebracht. Es ist hier jedoch festzuhalten, daß solche Veränderungen bislang keineswegs bei der Mehrheit der schizophrenen Erkrankten festgestellt werden konnten. Gewiß können derartige Abweichungen nicht als *die* Ursachen der Psychosen aus dem schizophrenen Formenkreis gelten. Es könnte sich um einen Teilfaktor im Bedingungsgefüge handeln. Frühe Störungen der Hirnentwicklung können die biologische Reifung und die psychische Entwicklung beeinträchtigen und somit zur erhöhten Verletzlichkeit, zur »Vulnerabilität« des betroffenen Menschen beitragen.

Es ist jedoch festzustellen, daß Computertomographie und Magnetresonanz-Untersuchungen zwar einen erheblichen Fortschritt gegenüber der früher üblichen Röntgenkontrastdarstellung nach Füllung der Hirnhohlräume mit Luft bedeuten. Dennoch ist die bildliche Darstellung von Gehirn und Hirnhohlräumen in Anbetracht der hohen Differenzierung des Hirngewebes und seiner Strukturen ein recht grobes Verfahren mit begrenzter Aussagekraft.

Vitamin- und Mineralienmangel

Vitaminmangel kann zu vielfachen körperlichen und in Einzelfällen auch zu psychischen Störungen führen. Am bekanntesten sind die Vitamin-B-Mangel-Krankheiten Beriberi und Pellagra, die auch mit psychischen Störungen einhergehen können. Aus diesem Grunde wurden mögliche Zusammenhänge von schizophrenen Psychosen mit Vitaminmangel oder Mangel an Mineralien und Spurenelementen untersucht. Ein Zusammenhang konnte nicht festgestellt werden. Dies ist wichtig zu betonen, weil entsprechende

Behauptungen immer wieder vorgetragen werden und vor allem bei verzweifelten Angehörigen Anklang finden. Besonders zu erwähnen ist der behauptete Mangel an Magnesium und an Vitamin C. Die Behauptung, Riesendosen von Vitamin C könnten zur Heilung schizophrener Psychosen beitragen, beruft sich u. a. auch auf den Friedens- und Chemienobelpreisträger Linus PAULING. Sie ist nichtsdestoweniger falsch und wird heute nur noch von Scharlatanen und Betrügern vertreten.

Viruserkrankungen

Die Ansteckung mit langsam wachsenden Viren (Lentiviren) als mögliche Ursache schizophrener Psychosen ist gelegentlich diskutiert worden. Der durch solche Viren bedingte, vor allem in England verbreitete Rinderwahnsinn und seine Ähnlichkeit mit einer seltenen Hirnerkrankung – der Creutzfeldt-Jakob-Krankheit – hat zu Spekulationen Anlaß gegeben. Eine virale Bedingtheit der Schizophrenien ist nach dem heutigen Stand des Wissens jedoch äußerst unwahrscheinlich.

Biochemie

Die biochemische Schizophrenieforschung hat in den letzten Jahren große Fortschritte gemacht. Sie kann von der gesicherten Annahme ausgehen, daß bestimmten Symptomen wie Zerfahrenheit des Denkens und Halluzinationen mehr oder weniger spezifische Stoffwechselprozesse zugrundeliegen müssen. Schon früher waren schizophrenieähnliche Psychosen beobachtet worden, die durch LSD, Meskalin und andere Substanzen verursacht worden waren. Zwar bestehen erhebliche Unterschiede zur schizophrenen Symptomatik. Bestimmte Ähnlichkeiten sind andererseits unverkennbar. Die neuere Biochemie stützt sich auf die Entdeckung der Transmitter, Botenstoffe, die für die Übertragung von Nervenreizen vor allem im Gehirn von entscheidender Bedeutung sind. Bislang sind 50 solcher Botenstoffe bekannt; über 300 werden vermutet. Die Forschung konzentriert sich vor allem auf einen dieser Botenstoffe, das Dopamin. Von ihm ist bekannt, daß die gegen schizophrene Störungen eingesetzten Psychopharmaka, die Neuroleptika, wirksam werden, indem sie die Rezeptoren (die Empfänger) in den reizaufnehmenden Nervenzellen blockieren. Daraus ist die sogenannte Dopamin-Hypothese der Schizophrenie abgeleitet worden, die davon ausgeht, daß bei Schizophrenien eine zu hohe Dopaminkonzentration in bestimmten Hirnregionen vorhanden ist.

Die Veränderungen im Dopamin-Stoffwechsel haben sicher etwas mit der schizophrenen Symptomatik zu tun. Sicher ist, daß auch andere Transmitter bei der Entstehung der Symptome und ihrer Unterdrückung eine Rolle spielen oder zumindest, daß sie biochemischer Ausdruck psychotischer Symptome sind. Über die Ursache besagen sie zunächst noch nichts. Ihr Stellenwert muß nicht gewichtiger sein als die zu konzentrierte Magensäure bei der Ulcuskrankheit (beim Magengeschwür): Sie löst zwar die unmittelbaren Symptome aus. Aber die Frage nach der Ursache verschiebt sich nur um eine Stufe – auf das Problem, *warum* der Magensaft zu sauer ist.

Vererbung

Falsche wissenschaftliche Vorstellungen von der Vererbung psychischer Krankheiten und wissenschaftliche Irrwege haben während der Zeit des Dritten Reiches unsägliches Leid über psychisch Kranke und geistig Behinderte gebracht. Die Vererbungsforschung ist deshalb über längere Zeit zu einer verdächtigen Wissenschaft geworden. Sie trat in ihrer Bedeutung auch deswegen in den Hintergrund, weil ihre Ergebnisse beim Menschen sehr an der Oberfläche verharrten. Die neuen Methoden der *Molekulargenetik* haben eine Änderung bewirkt.

Die Suche nach genetischen Merkmalen der Schizophrenie – sogenannten Markern – auf der Ebene der Gene und Genbestandteile hat auch der psychiatrischen Genetik neue Impulse vermittelt. Allerdings ist der große Optimismus, der mit der Entdeckung von Veränderungen im Chromosomenpaar 21, der sogenannten Translokation von Chromosomenbruchstücken von einem der beiden Chromosome aufs Chromosomenpaar 5 verbunden war, bereits wieder im Schwinden begriffen. Ernüchterung ist auf dem Fuße gefolgt, nachdem sichtbar wurde, daß solche Befunde bei einzelnen Kranken mit Psychosen aus dem schizophrenen Formenkreis fest-zustellen waren, aber bei weitem nicht bei allen oder auch nur bei dem überwiegenden Teil. Der englische Genetiker Michael Owen (1992) fragte kürzlich sogar: »Wird die Schizophrenie zum Fried-hof der Molekulargenetik?«

Nach wie vor sind wir auf die Ergebnisse der *epidemiologischen Vererbungsforschung* angewiesen. Das sind vor allem die Häufung von schizophrenen Psychosen in bestimmten Familien, bei Ge-schwistern oder noch spezifischer bei Zwillingen. Das Lebenszeit-risiko, an einer Psychose aus den schizophrenen Formen zu *erkran-ken*, wird weltweit mit 0,5 bis 1 % angegeben. Frauen und Männer sind etwa gleich häufig betroffen; Frauen erkranken allerdings eher später als Männer. An einem gegebenen Stichtag muß man davon ausgehen, daß 200–400 von 100000 Menschen an einer solchen Psychose leiden. Das Risiko, an einer Psychose aus dem schizo-phrenen Formenkreis zu erkranken, ist nicht gering. Es ist etwa halb so hoch wie jenes, an einem Diabetes mellitus – einer Zucker-krankheit – zu erkranken.

Männer erkranken besonders oft zwischen dem 15. und dem 35. Lebensjahr, Frauen zwischen dem 25. und 35. Lebensjahr. Psychosen aus dem schizophrenen Formenkreis kommen in Fami-lien mit schizophrenen Angehörigen gehäuft vor. Konkret ist mit folgenden Erkrankungsrisiken zu rechnen:

Eltern von Schizophrenen	2–10 %
Geschwister von Schizophrenen	6–12 %
Kinder eines schizophrenen Elternteils	9–16 %
Kinder mit zwei schizophrenen Eltern	20–50 %
Enkel, Neffen	1– 3 %

Weitere Aufschlüsse vermitteln *Untersuchungen von Zwillin-gen*. Während die Konkordanzrate – die gleichsinnige Erkran-kungshäufigkeit – bei zweieiigen Zwillingen jener bei den übrigen Geschwistern entspricht, liegt sie bei eineiigen Zwillingen bei 19 bis 80 %. Dabei ist bemerkenswert, daß die höchsten Übereinstim-mungen in älteren Studien (etwa KALLMANN 1950) gefunden wer-den, die niedrigsten in späteren Untersuchungen (etwa FISCHER u. a. 1969 und KRINGLEN 1967).

Für die Frage der Vererblichkeit der Erkrankung ist nicht so sehr von Bedeutung, wie hoch die Übereinstimmungsrate bei der Erkrankung bei eineiigen Zwillingen ist, sondern die Tatsache, daß die Hälfte bis zwei Drittel aller Zwillinge, seien sie nun zusammen oder getrennt aufgewachsen, *nicht* an Schizophrenie erkrankt. Silvano ARIETI (1985) bemerkt dazu mit Recht:

»Da eineiige Zwillinge genetisch identisch sind, müssen Unterschiede zwischen ihnen auf Faktoren zurückzuführen sein, die nicht erblich bedingt sind, und die Nichtübereinstimmung (Diskordanz) ist bei eineiigen Zwillingen in bezug auf Schizophrenie größer als die Konkordanz. Wenn die Schizophrenie eine rein genetisch bedingte Krankheit wäre, dann müßte die Konkordanz 100 Prozent betragen. Welche genetischen Faktoren auch immer bei der Schizophrenie beteiligt sind, sie scheinen nur ein Potential, das heißt eine biologische Prädisposition für diese Krankheit beizutragen; andere Faktoren sind notwendig, um dieses Potential zu einer manifesten Krankheit werden zu lassen. Wenn Gene diese Prädisposition in sich tragen, dann müssen sie durch andere Faktoren, möglicherweise in der späteren Entwicklung des Individuums, aktiviert werden.«

Letzten Endes fand die Zwillingsforschung bei der Schizophrenie keine grundsätzlich anderen Ergebnisse als etwa jene für das Risiko, an Tuberkulose zu erkranken – die ja nach allgemeinem Verständnis keine Erbkrankheit ist. Auch hier ist das gleichsinnige Erkrankungsrisiko bei eineiigen Zwillingen deutlich höher als bei zweieiigen.

Ein weiterer Untersuchungsweg der epidemiologischen Vererbungsforschung besteht in der Untersuchung von *Adoptivkindern*. Dabei werden grundsätzlich zwei unterschiedliche Wege beschritten. Zum einen werden Kinder von schizophrenen Eltern untersucht, die als Adoptivkinder bei gesunden Eltern aufwachsen; zum anderen Kinder gesunder Eltern, die in Familien aufwachsen, in denen ein Elternteil an einer Psychose aus dem schizophrenen Formenkreis leidet. Trotz vielfältiger methodischer Schwierigkeiten gibt es eine Tendenz, daß Kinder mit einem schizophrenen Elternteil, die in einer gesunden Familie aufwachsen, mit einem erhöhten Risiko von schizophrenen Psychosen und anderen psychischen Störungen behaftet sind. Es wird jedoch immer wieder darauf verwiesen, daß neben tatsächlichen genetischen Faktoren eine Reihe von anderen Faktoren im Zusammenhang mit der vorgeburtlichen Entwicklung und der Geburt eine Rolle spielen, die die genetischen Risiken verdecken. Herbert WEINER (1984) hält fest:

»Die hier zusammengefaßten Untersuchungen lassen verschiedene Interpretationen zu: 1. Genetische Faktoren spielen wahrscheinlich für einige Formen der Schizophrenie eine Rolle; etwa 25 % der ätiologischen Varianz könnte allein genetischen Faktoren angelastet werden. 2. Monozygote (eineiige) Zwillinge haben ein beträchtlich größeres Risiko, an einer Schizophrenie zu erkranken, als dizygote (zweieiige) Zwillinge. Monozygote Zwillinge entstammen nur einer Plazenta. Bei ihnen besteht ein erhöhtes Risiko für eine ganze Reihe von Erkrankungen, nicht nur für Schizophrenie; bei monozygoten Zwillingen kommt es auch häufiger zu intrauterinen Schädigungen. Der einfache anatomische Umstand der intrauterinen Ernährung durch die gemeinsame Blutversorgung ist von größerer Bedeutung als alle Risikofaktoren und selbst der gemeinsame genetische Satz. 3. Schizophrene Mütter übertragen tatsächlich das Risiko einer psychiatrischen Erkrankung, wie etwa der Schizophrenie, auf ihre Kinder; dies geschieht jedoch nicht notwendigerweise auf genetischem Weg, sondern kann auch perinatal erfolgen; möglicherweise hat es etwas mit der Ernährung der noch nicht geborenen Kinder zu tun.«

Es bleibt also abschließend festzuhalten, daß auch die Vererbungsforschung keine befriedigende Erklärung für die Entstehung der Psychosen aus dem schizophrenen Formenkreis liefert. Über die Feststellung Manfred BLEULERS, auf jeden Fall werde nicht die Schizophrenie vererbt, sondern allenfalls die »Fähigkeit«, schizophren zu erkranken, sind wir in den letzten Jahrzehnten offenbar nicht hinausgekommen. Nichts anderes ist gemeint, wenn in der neueren quantitativen Genetik der Schizophrenie Vererbungsmodelle entwickelt werden, die von einer kontinuierlichen Variablen, »Liability to schizophrenia« ausgehen. Damit sind alle jene genetischen Faktoren gemeint, die das individuelle Krankheitsrisiko unabhängig von Auslöser und Umweltfaktoren bestimmten (HÄFNER 1989). Ähnliches gilt für das von ZUBIN und SPRING (1977) formulierte Konzept der Vulnerabilität, auf das ich oben bereits eingegangen bin und auf das ich im folgenden noch zurückkommen werde.

Vulnerabilität: Die Ursachen sind nicht bekannt

In diesem Kapitel sind mannigfache Vorstellungen von möglichen Ursachen der Psychosen aus dem schizophrenen Formenkreis vorgetragen worden: psychologische, soziale und biologische. Die kritische Betrachtung hinterläßt Ratlosigkeit. Keiner der vorgetragenen Erklärungsversuche vermittelt eine wirkliche Erklärung. Keiner der als möglich angenommenen ursächlichen Faktoren ist wirklich *die* Ursache. Dennoch wäre es falsch, die vorliegenden Ergebnisse und Befunde der Ursachenforschung einfach als untauglich zu verwerfen. Auch negative Ergebnisse sind Ergebnisse. Auch die Widerlegung von Annahmen hilft dem Forschen wie dem Denken weiter.

Zwischenbilanz

Es ist ja keineswegs so, daß die beschriebenen biologischen, psychologischen und sozialen Faktoren gar nichts mit der Entstehung der Psychosen aus dem schizophrenen Formenkreis zu tun hätten: Es gibt eine familiäre Häufung der Erkrankung. Sie tritt häufiger gleichsinnig bei eineiigen als bei zweieiigen Zwillingen auf. Sie wird häufiger bei adoptierten Kindern psychotischer Mütter beobachtet als bei solchen von gesunden Müttern. Lebensverändernde Ereignisse spielen eine Rolle im Entstehungsgefüge; vor allem aber wirken sie sich auf den Verlauf aus. Psychosoziale Spannungen innerhalb der Familie, mit dem Partner oder mit der übrigen unmittelbaren Lebensumwelt spielen bei Manifestationen und Verlauf eine Rolle.

Die Definition eines psychisch veränderten Menschen als krank wirkt sich auf seine weitere Lebensentwicklung aus. Belastende, lebensverändernde Ereignisse, wie sie sich in Eckpunkten der Entwicklung junger Erwachsener in besonderer Deutlichkeit niederschlagen, stehen unverkennbar im Zusammenhang mit Auslösung und Weiterentwicklung schizophrener Psychosen. Biochemische Veränderungen im Gehirn sind zumindest während der Psychose nachweisbar. Die leichten Veränderungen der Gehirnstruktur, die überzufällig häufig sind, und die beschriebene größere Häufigkeit von traumatischen Ereignissen im Zeitraum vor oder nach der Geburt verdienen es ebenfalls, als Befunde festgehalten zu werden.

Aber alle diese Befunde liefern keine Erklärung für die Entstehung der Erkrankung. Nach allem, was wir über die Psychosen aus dem schizophrenen Formenkreis wissen, ist dies auch nicht zu erwarten. Vieles spricht dafür, daß wir es nicht mit einer in Ursache, Erscheinung und Verlauf einheitlichen Krankheit zu tun haben. Die Benennung der Psychosen aus dem schizophrenen Formenkreis als »Gruppe der Schizophrenien«, die Eugen BLEULER getroffen hat, unterstreicht das von Anfang an. Es ist vielmehr wahrscheinlich, daß es mehrere sogenannte »Phänotypen« mit gleicher Erscheinungsform gibt, die letzten Endes aber eine unterschiedliche Entstehungs- und Entwicklungsgrundlage haben.

Im Lauf von mittlerweile über 100 Jahren Schizophrenieforschung hat es immer wieder Erklärungsansätze gegeben, die nicht eine einheitliche Entstehungsursache der Psychosen aus dem schizophrenen Formenkreis zugrunde gelegt haben. Sie sind vielmehr immer wieder von einer sogenannten multifaktoriellen Bedingtheit ausgegangen. Sie haben ein Bedingungsgefüge, ein Zusammenspiel von unterschiedlichen Faktoren bei der Entstehung der Krankheit angenommen. Die erste war die Degenerationshypothese. Sie besagte, daß die Widerstandsfähigkeit gegenüber psychischen Krankheiten unter bestimmten Umständen von Generation zu Generation geringer werde. Trunksucht der Eltern war ein solcher Faktor, der für die Erkrankung von Kindern verantwortlich gemacht wurde. Sie wurde später durch eine grob gestrickte Vererbungstheorie abgelöst, die zu unsäglichem zusätzlichem Leid für viele Kranke und ihre Angehörigen führt. Während des Dritten Reiches wurden unter dem Vorwand der »Verhütung erbkranken Nachwuchses« etwa 400000 kranke und gesunde, aber angeblich belastete Menschen sterilisiert – die meisten unter Zwang.

Vom Streß-Diathese-Modell zur Vulnerabilität

In den letzten Jahrzehnten standen vor allem zwei Modelle in Konkurrenz zueinander: das lerntheoretische und das sogenannte »Diathese-Streß-Modell«. Das lerntheoretische Modell geht davon aus, Fehler und Belastungen in der psychosozialen Entwicklung seien für die Entstehung der Krankheit verantwortlich. Das Diathese-Streß-Modell bringt angelegte Eigenschaften und Streß miteinander in Verbindung. Das vom Deutschamerikaner Joseph ZUBIN (1977) formulierte Vulnerabilitätskonzept ist eine Sonderform des Diathese-Streß-Modells. Es geht von der Feststellung aus, »daß biologische und Umweltfaktoren für die Entwicklung der Schizophrenien in irgendeiner Weise von Bedeutung sind, kein Faktor für sich alleingenommen jedoch eine notwendige oder hinreichende Bedingung darstellt, eine Krankheitsepisode auszulösen«. ZUBIN leitet daraus das Vulnerabilitätskonzept ab, das potentiell in der Lage sei, unterschiedliche Ursachenmodelle zu integrieren und eine Reihe von Widersprüchen auf dem Gebiet der Schizophrenieforschung aufzuklären. Das Vulnerabilitätskonzept ist kein Krankheitsmodell:

»Es setzt nicht die Existenz eines zugrundeliegenden Krankheitsprozesses voraus (ein Umstand, den es mit dem lerntheoretischen Modell gemeinsam hat). Jedoch unterscheidet es den Schizophrenen vom Normalen, indem es bei jenem eine überdauernde Prädisposition postuliert, die unter bestimmten, zuvor erläuterten Bedingungen die Entwicklung einer Krankheitsepisode begünstigt« (1990).

Joseph Zubin zur Vulnerabilität

»Die Notwendigkeit einer Vulnerabilitätsannahme im Gegensatz zum Postulat eines Krankheitsmodells ist dem genetischen Modell inhärent, da die Genpenetranz selten 100 Prozent erreicht. Es ist deshalb nötig, für die als Genotyp angelegte, aber nicht zum Ausbruch gekommene Schizophrenie eine Bezeichnung zu finden, die diesen vom geäußerten Genotyp oder Phänotyp abgrenzt. Die Bezeichnung vulnerabel für ein Individuum, das den Genotyp nicht als sichtbare Störung manifestiert hat, scheint dem oben genannten Bedürfnis zu entsprechen. Das vielleicht eindruckvollste historische Beispiel für die Notwendigkeit einer Vulnerabilitätsannahme lieferte die dramatische Darbietung Max Pettenkofers, der ein öffentliches Experiment durchführte, indem er und einige seiner Studenten sich im Selbstversuch mit Cholera-Bakterien infizierten. Weder bei ihm noch seinen Studenten kam die Krankheit zum Ausbruch oder führte gar zum Tode (HUME 1927). Sie waren vermutlich entweder nicht vulnerabel für Cholera oder es fehlten die erforderlichen Voraussetzungen, damit die Krankheit ihren Verlauf nehmen konnte. Die Anwendung des Vulnerabilitätskonzepts auf die Schizophrenie ist eine neuere Entwicklung« (1990).

Selbstverständlich liefert auch das Vulnerabilitätskonzept keine bindende exakte Erklärung für die Entstehung der Psychosen aus dem schizophrenen Formenkreis. ZUBIN hält vielmehr fest, daß es eine Frage des Zeitgeistes zu sein scheine, welche Modelle zu einem gegebenen Zeitpunkt akzeptiert würden. Immerhin sind weder der Begriff noch das Konzept neu. Es kann sich auf historische Vorläufer berufen.

Beschreibung von Vulnerabilität im 19. Jahrhundert

Karl Friedrich CANSTATT (1841):
»Man beobachtet bei vielen Individuen, die man noch nicht geradezu geisteskrank nennen kann, einen solchen Hochstand der psychischen Erregung, daß es nur eines geringen Anlasses bedarf, damit wirkliche Alienation entstehe. Wir nennen dies die psychische Vulnerabilität, und die meisten Gelegenheitsursachen, welche die Geisteskrankheit ins Dasein rufen, finden bereits diese Prädisposition vor.«

Wilhelm GRIESINGER (1845) äußert sich dazu:
»Erwägt man die außerordentliche Häufigkeit aller der schädlichen Einflüsse, welche als Ursachen der Geisteskrankheiten angegeben werden, und ihre doch verhältnismäßig seltene Entstehung aus denselben, so wird man mit Notwendigkeit zur Annahme geführt, daß es gewisser vorbereitender Umstände bedürfe, damit in den einzelnen Fällen überhaupt Erkrankung und gerade diese Erkrankung eintrete, daß eine gewisse Empfäng-

lichkeit und Disposition zu solchen Krankheiten den – zuweilen wenig intensiven – erregenden Ursachen entgegenkommen müsse.«

Das Konzept hat sich seit der Neuformulierung durch ZUBIN weiterentwickelt. Nach dem heutigen Stand verstehen wir unter der Vulnerabilität jene den Menschen kennzeichnende Eigenschaft,

»die sich unter bestimmten provozierenden oder auslösenden Umständen in der Entwicklung einer Krankheitsepisode manifestiert. Man nimmt an, daß die Eigenschaft der Vulnerabilität zeitlebens erhalten bleibt, jedoch die auslösenden oder herbeiführenden sowie moderierenden Kräfte sich verändern können, indem sie ihre Potenz, eine Episode herbeizuführen oder zu verhindern, entweder verstärkt oder abschwächt. Als Auslöser kommen sämtliche Stressoren in Betracht, die die Wahrscheinlichkeit erhöhen, daß eine Episode ausbricht. Denkbar wären äußere Ereignisse, wie z. B. ein dramatisches Lebensereignis, ein inneres Geschehen, vielleicht eine mit Streß zusammenhängende Veränderung im Immunsystem oder wie immer geartete länger anhaltende Irritationen oder Störungen, die schließlich einen kritischen Stellenwert erreichen, der genügt, eine Episode in Gang zu setzen« (1990).

Grundlage der Vulnerabilität kann eine genetisch bedingte Anlage sein. Sie kann aber auch im Zusammenhang mit anderen biologisch bedingten, zeitstabilen Fehlentwicklungen in Verbindung stehen, mit einer Behinderung der neurobiologischen Reifung oder einer psychophysiologisch bedingten Störung der Informationsverarbeitung im Gehirn. Der Berner Sozialpsychiater Luc CIOMPI hat auf der Grundlage des Vulnerabilitätsmodells ein »bio-psycho-soziales Dreiphasenmodell« (1984) der Entwicklung schizophrener Psychosen formuliert und graphisch umgesetzt. Seine schematische Darstellung erleichtert das Verständnis des Vulnerabilitätsmodells. Sie macht zugleich dessen Grenzen deutlich. Es handelt sich um eine Vorstellung von den möglichen Zusammenhängen, nicht um eine Beschreibung der Wirklichkeit (vergl. Abbildung 4, S. 108).

Die Vulnerabilität selbst ist nicht beeinflußbar. Es gibt aber Hinweise darauf, daß Kranke lernen können, mit ihrer Vulnerabilität

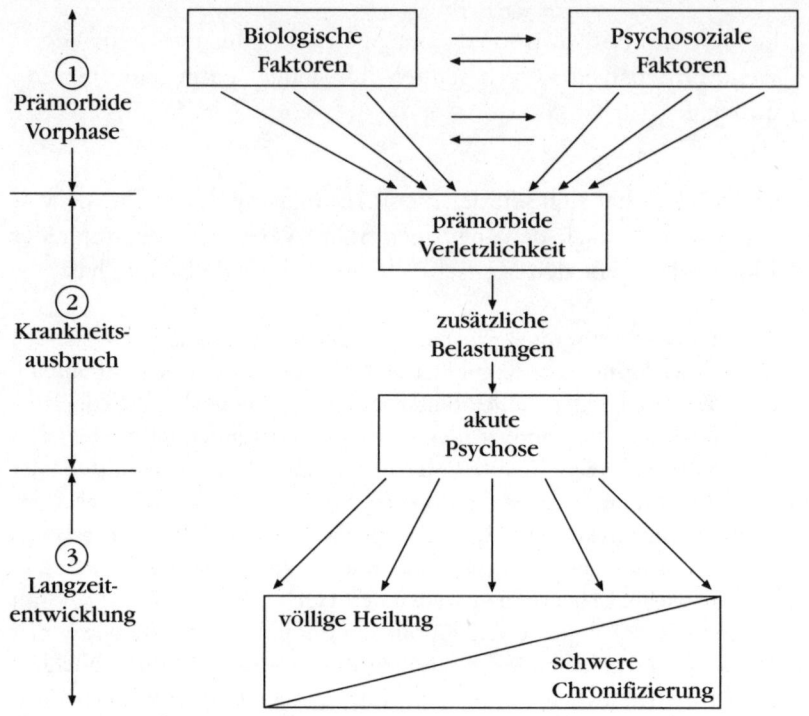

① **Prämorbide Vorphase**	**Biologische Faktoren** ⟷ **Psychosoziale Faktoren**
	↓ ↓
	prämorbide Verletzlichkeit
② **Krankheits-ausbruch**	**zusätzliche Belastungen**
	akute Psychose
③ **Langzeit-entwicklung**	**völlige Heilung** / **schwere Chronifizierung**

Abb. 4: Langzeitverlauf der Schizophrenie in drei Phasen
(nach CIOMPI 1984)

umzugehen, belastenden Situationen auszuweichen und auf diese Weise selber zu ihrer psychischen Gesundheit beizutragen.

Offensichtlich muß einiges zusammenkommen, damit ein Mensch an einer Psychose aus dem schizophrenen Formenkreis erkrankt.

7 Verlauf – der lange Weg des Leidens

Alle die verschiedenen Verlaufsweisen der Schizophrenie zu schildern, ist unmöglich. Am nächsten kommt man wohl der Wirklichkeit, wenn man sich klarmacht, daß ... die Krankheit zeitlich und qualitativ ziemlich regellos verlaufen kann; kontinuierliches Fortschreiten, Stillestehen, Schübe, Remissionen sind jederzeit möglich.
BLEULER, 1911

Der Verlauf der schizophrenen Psychosen ist so vielfältig wie ihr Erscheinungsbild. Sie beginnen am häufigsten im dritten Lebensjahrzehnt, bei Frauen ein paar Jahre später als bei Männern. Als Spätschizophrenien können sie aber auch noch nach dem 40. oder dem 50. Lebensjahr auftreten.

Psychosen bei Kindern und Jugendlichen

Schizophrene Psychosen bei Kindern sind selten. Den frühesten Formen begegnet man kaum vor dem achten oder neunten Lebensjahr. Mit Vorpubertät und Pubertät nimmt ihre Häufigkeit zu. Bei kindlichen Schizophrenien stehen Kontaktverlust und Sprachzerfall im Vordergrund. Es kommt aber auch zu Wahnbildungen und affektiven Veränderungen.

»Daß es typische schizophrene Symptome bei noch kleineren Kindern nicht geben kann, ist einsehbar, wenn man sich vergegenwärtigt, daß Symptome wie Störungen des Denkens, des Sprechens, der Wahrnehmung und Affektivität eine entspre-

chende Entwicklung und Stabilität dieser Fähigkeiten vorausset-
zen, die im allgemeinen erst etwa mit dem Einschulungsalter erreicht wird. Man muß daher für die Annahme einer kindlichen
Schizophrenie fordern, daß bis zu diesem Zeitpunkt eine hinrei-
chend normale, unauffällige Entwicklung stattgefunden hat,
oder anders ausgedrückt, daß der Aufbau des Realitätsbezugs im
ganzen unauffällig und normal verlaufen ist und erst danach
plötzlich oder allmählich wieder in Verlust geraten ist.

Da die schizophrene Psychose dieses Alters in der Regel sub-
akut bis akut beginnt, ist der zeitliche Beginn als Knick in der
Entwicklung zu erkennen. Dieser Entwicklungsknick läßt die
kindlichen Schizophrenieformen leicht vom kindlichen Autismus (Autismus infantum) abgrenzen, der sich bei genauerer
Anamneseerhebung stets bis zur Geburt oder zu den ersten 2½
Lebensjahren zurückverfolgen läßt« (TÖLLE 1988).

So unterschiedlich wie der Zeitpunkt des Beginns kann auch die
Anfangssymptomatik sein: akut und dramatisch, wie nach einem
Blitzschlag aus heiterem Himmel, oder – häufiger – allmählich, un-
merklich für den Kranken selbst und seine Umgebung. Erst nach
Monaten und Jahren wird manchmal spürbar, daß sich etwas verändert hat, bis schließlich Krankheitssymptome sichtbar werden und
oft noch viel später als solche erkannt werden. Gerade bei Jugendlichen ist das nicht selten der Fall. Der Übergang zwischen »normalen« Entwicklungskrisen und der beginnenden Schizophrenie ist
oft fließend. Das bedeutet auch, daß man nicht allzu rasch mit der
Verdachtsdiagnose einer Psychose bei der Hand sein darf – auch
wenn man sich dadurch möglicherweise die Chance einer Frühbehandlung vergibt.

Pubertäres Verhalten und schizophrene Symptomatik

»Jede puberale Symptomatik, die unter dem Bild des Leistungs-
nachlassens in Schule und Beruf oder in allgemeiner Mißbefind-
lichkeit als »Nervosität« in Erscheinung tritt, kann das erste An-

zeichen einer beginnenden schizophrenen Erkrankung sein. Andererseits können gerade in diesem Alter auch schwere krisenhafte Verläufe mit charakteristischen Ich-Störungen wie Depersonalisation und Derealisation oder einer Zwangssymptomatik nach kurzer Frist wieder zurückgehen und einer unauffälligen Entwicklung Platz machen. ›In der Pubertät ist alles möglich‹ (KRETSCHMER), womit gemeint ist, daß jedes psychopathologische Symptom in dieser Altersphase mit jeder Art des weiteren Verlaufs verbunden sein kann. Auch wenn solche pseudoneurotischen Vorstadien der Schizophrenie in diesem Alter fast die Regel sind (nach K. ERNST bei 72 %), kann umgekehrt nicht aus dem Auftreten einer solchen Symptomatik gefolgert werden, daß sie in eine Schizophrenie ausmünden muß.

Diese verwirrende und beunruhigende Nähe üblichen pubertären Verhaltens zu schizophrener Symptomatik läßt sich einerseits durch den in diesem Alter noch nicht voll stabilisierten Realitätsbezug erklären, andererseits durch die phasenbedingte Ich-Schwäche, welche durch soziale Faktoren, wie verlängerte familiäre Abhängigkeit und soziale Unselbständigkeit verstärkt wird. Dabei kommt eine besondere Bedeutung zunehmend häufig den Ablösungsproblemen zwischen Eltern und Kind zu. Die Bereitschaft zur Flucht aus der Realität zeigt sich in der alterstypischen Neigung zu radikalen Ideologien, zur Flucht in Drogen und sogenannte Jugendreligionen oder zur Abspaltung inkompatibler Tendenzen als Borderline-Symptomatik« (TÖLLE 1988).

Ebenso vielfältig wie der Beginn kann der weitere Verlauf der Erkrankung sein. In Einzelfällen klingen die psychotischen Symptome mit oder ohne Behandlung nach wenigen Tagen ab, um nie wiederzukehren. Häufiger dauern sie in wechselnder Intensität und Ausgestaltung über Monate, manchmal über Jahre an, um dann ganz oder teilweise abzuklingen oder auszuheilen. Viele Kranke sind von Rückfällen bedroht, von einem chronisch-rezidivierenden Verlauf der Störung. Bei manchen werden sie schließlich chronisch. Bei allen wird die durchlittene schizophrene Störung zu einem prägenden Faktor ihrer weiteren Biographie.

Krankheitsphasen

Zum besseren Verständnis des Krankheitsverlaufs ist es zweckmäßig, ihn in einzelne Abschnitte zu gliedern und diese gesondert zu betrachten. Dabei sollte man sich aber bewußt sein, daß eine solche Trennung künstlich ist. Wir unterscheiden eine Vorphase – das sogenannte Prodromal-Stadium – vor Ausbruch der eigentlichen Krankheit, eine aktive Phase mit erkennbarer und abgrenzbarer Krankheitssymptomatik sowie die Phase der Konsolidierung oder – wenn diese ausbleibt – den Übergang in die Chronizität.

Ich orientiere mich im folgenden an Klaus CONRADS klassischer Beschreibung der beginnenden Schizophrenie (1987), in der er »eine Art Idealmodell des schizophrenen Schubes« darstellt.

»Dieses Idealmodell sieht also, in Phasen zerlegt, folgendermaßen aus:

Phase 1: Eine Monate bis Jahre dauernde prodromale *Trema-Phase.*

Phase 2: Akutes Einsetzen der *apophänen Phase*, unter Umständen in zwei Schritten, zunächst Apophänie des äußeren Raumes (abnormes Bedeutungsbewußtsein, Wahnwahrnehmung usw.), später des inneren Raumes (Gedankenausbreitung, Stimmen usw.).

Phase 3: Mehr oder weniger rascher Zerfall des situativen Feldes in rein bildhaftes (traumartiges) Erleben, als *apokalyptische Phase* bezeichnet.

Phase 4: Langsam einsetzende rückläufige Bewegung durch schrittweisen Abbau der Apophänie, die Phase der *Konsolidierung*, abschließend mit der kopernikanischen Wendung: völlige oder partielle Korrektur des Wahns.

Die Rückkehr zum Gesunden muß nicht am Ausgangspunkt enden. Restsymptome mit Übergang in einen chronischen Verlauf können bestehen bleiben.

Von diesem Idealmodell lassen sich nun Abwandlungen nach den verschiedensten Richtungen denken. Und zwar dadurch, daß sich eine Phase auf Kosten der anderen verkürzt oder verlängert, eine also gewissermaßen das Hauptgewicht in dem Geschehnisverlauf bekommt« (CONRAD 1987).

Die beginnende Schizophrenie

Die Vorzeichen: das Prodromalstadium

Das Prodromalstadium dauert oft mehrere Jahre. Angesichts der Bedeutung, die das Erleben der Entwicklung in die Krankheit und deren spätere psychische Aufarbeitung hat, wird es von den meisten Autoren lieblos und undifferenziert behandelt. So heißt es bei internationalen Diagnoseklassifikationen der WHO, der ICD 10:

»Retrospektiv kann möglicherweise eine Prodromalphase identifiziert werden, in der Symptome und Verhaltensweisen wie Interessenverlust an der Arbeit, an sozialen Aktivitäten, am persönlichen Erscheinungsbild und an der Körperhygiene zusammen mit generalisierter Angst, leichter Depression und Selbstversunkenheit dem Auftreten psychotischer Symptome Wochen oder gar Monate vorausgehen können.«

Diese Beschreibung ist nicht ganz falsch. Aber sie unterschlägt, daß das Erleben der Präschizophrenen in dieser Zeit außerordentlich reichhaltig und spannungsreich ist. Nicht Verarmung des Denkens und Fühlens ist das wesentliche Kennzeichen des Prodromal-Stadiums, sondern *Gedankendrängen, Überwachheit* und emotionale *Empfindsamkeit* und *Verletzlichkeit*, schließlich ein unspezifischer Druck. CONRAD spricht in diesem Zusammenhang vom *Trema* – ein Ausdruck, den er der Bühnensprache entlehnt:

»Damit bezeichnet bekanntlich der Schauspieler den Spannungszustand, den er vor dem bevorstehenden Auftritt durchmacht. Jeder, der in ähnlicher Weise sich selbst zu exponieren hat, also auch der Virtuose, der Vortragende oder der Prüfungskandidat, kennt ihn. Der Ausdruck ›Lampenfieber‹ trifft zwei Seiten dieses Erlebens: das Gefühl des Fiebrigen und das ›Im-Lichte‹-Stehen, das von ›Lampen-angeleuchtet‹- und -angestrahlt-werden‹, das ja beim Schauspieler oder Virtuosen realiter, beim Prüfling nur im übertragenen Sinne stattfindet.
Das Trema ist nicht immer identisch mit Angst. Freilich kann es durchaus bebende, quälende und kaum bezähmbare Angst sein. Aber die Spannung vor dem sportlichen Wettkampf, also dem ›Turnier‹, ist gleichfalls Trema und doch oft recht fern von echter Angst, vielmehr kann die Freude überwiegen.«

Wir werden darauf zurückkommen. Für CONRAD ist diese Phase mit »unsinnigen« oder unverständlichen Handlungen und initialen depressiven Verstimmungszuständen verbunden. Mißtrauen, Wahnstimmung (»etwas ist mit mir los, ich weiß aber nicht was; sagt mir doch, was los ist...« [JASPERS]) und den Reaktionen des Betroffenen auf die Art und Weise, wie die Welt sich für ihn verändert.

In seinem immer noch lesenswerten Beispiel »Der Fall Rainer als Schulfall eines schizophrenen Schubes« stellt CONRAD eine solche Entwicklung in die Psychose eindrucksvoll dar. Ich werde mich im folgenden in sehr verkürzter Form daran orientieren.

Druck und Anspannung: das Trema

Rainer N. berichtet, als er erkrankt ist, er habe einige Jahre zuvor vor dem Abitur die Schule verlassen und eine Ausbildung zum Finanzbeamten begonnen. Eigentlich habe er das Abitur machen wollen. Er habe jedoch unter dem Eindruck gestanden, die Eltern machten ihm zum Vorwurf, ihnen so lange auf der Tasche zu liegen. Heute bezweifle er, daß dies wirklich so gewesen sei; denn der Vater habe nie etwas Entsprechendes zu ihm gesagt. Aber damals habe er sich unter Druck gefühlt. Bald danach habe er diesen Schritt bereut, zumal ihm damit viele Möglichkeiten versperrt seien. Dies sei ihm besonders deutlich geworden, als ein Freund vor kurzem Abitur gemacht habe.

Bei einem Gespräch mit den Eltern stellt sich heraus, daß der rasche Entschluß des Sohnes, von der Schule abzugehen, in Wirklichkeit eine Enttäuschung für sie war. Sie hatten sich im Gegenteil gewünscht, er möge die höhere Schule abschließen.

»Wir müssen uns vorstellen, daß der Junge damals unter einem unbestimmten Druck stand, für den er den Namen ›Vorwurf von seiten der Eltern‹ erfand... Das Erlebnis dieses *Druckes* war es also wohl, der sich in jener Periode bemerkbar zu machen begann... So gab er sein ursprüngliches Ziel, das Abitur, auf und entschloß sich zu einer anderen Laufbahn. Diese Bahn – oder Richtungsänderung – wirkt wie ein erstes Unglückszeichen auf einem Weg in die Irre« (CONRAD 1987).

Über die nächsten zwei Jahre ist nichts Besonderes bekannt. Aber dann wird Rainer N. zum Militär eingezogen und steht von Anfang an unter einer besonderen Spannung. Viele Gedanken über die Gestaltung seiner Zukunft gehen ihm durch den Kopf. Dabei beschäftigt er sich immer wieder mit dem Wunsch, Offizier zu werden, was er sich dadurch verbaut hat, daß er die Schule nicht zu Ende geführt hat. Es erscheint ihm zunehmend, als liege etwas in der Luft. Er hat das Gefühl, es stehe vielleicht ein besonderer Einsatz bevor; es werden »Gerüchte laut«. Es wird »herumgesprochen«, so hintenherum. Es seien keine Namen genannt worden. Aber es scheine doch klar, daß er gemeint gewesen sei. Daraufhin sei er angefeindet worden; man sei neidisch auf ihn gewesen, habe ihm auch einmal feindselig gegenübergestanden. Die Dinge hätten eine besondere Bedeutung gewonnen. Es seien ständig Anspielungen gemacht worden.

Als Reaktion darauf habe er mit niemandem mehr gesprochen. Man habe ihn isoliert und sich wenig kameradschaftlich ihm gegenüber verhalten. Bald habe er Gesprächen entnommen, daß man etwas gegen ihn unternehmen würde. Er habe ständig gewisse Andeutungen vernommen. Er habe nachts verdächtige Beobachtungen gemacht. Er sei zunehmend mißtrauischer geworden, weil alle Bescheid gewußt hätten, aber niemand ihn einbezogen habe. Es seien ständig und immer häufiger merkwürdige Dinge passiert.

Man stellte sich ihm in den Weg. Alles war voller kleiner Gehässigkeiten gegen ihn. Das rieb ihn völlig auf, zumal sogar die besten Freunde sich allmählich von ihm absetzten und er sich ganz allein fühlte. Er fing schließlich vor Kummer darüber an zu weinen, so nahe sei es ihm gegangen, daß die gute Kameradschaft in Haß umgekippt sei. Er wurde immer aufgeregter, schaute ständig um sich, machte nachts immer wieder Licht, um sich zu vergewissern, daß er nicht angegriffen werde, nahm auffällige Gestalten und auffällige Geräusche wahr, beispielsweise im Automotor, die mit ihm zu tun haben. Auch Beschriftungen wie Ortsschilder und Plakate bekamen besondere Bedeutung für ihn. Schließlich brachte man ihn in psychiatrische Behandlung:

»Auf dem Weg dorthin nimmt er ein Ortsschild wahr: ›Gradigan‹ bedeutete, daß es nun ›gerade wieder bergan‹ gehe, auch sah er Wagen mit einer grünen Plane, was ihm wieder ›Hoffnungen‹ machen sollte. Nur ab und zu sah er noch ein paar schwarze Gestalten. Im übrigen waren auch die Leute auf der Landstraße instruiert, sie sahen alle so sonderbar auf das Auto.«

»Als seine Personalien aufgenommen wurden, hatte der Schreiber eine ›grüne‹ Unterlage, auch sah er ein grünes Karteiblatt, man wollte ihm ›Hoffnung‹ machen. Der aufnehmende Arzt hat dann dasselbe Aussehen wie sein Onkel, hat auch die gleiche Stimme. Es scheint ihm übernatürlich zuzugehen. Er weiß nun, die Dinge sind verändert, weil man ihn prüfen will. Als er sich zur körperlichen Untersuchung hinlegen muß, ist er überzeugt, daß er nun abgeschlachtet werden solle, weil der weiße Mantel des Arztes Blutflecken aufweist. Auch bei der Blutentnahme glaubt er, dies sei nun sein Ende. ›Dann brachte man ihn zurück ins Bett. Vorübergehend kam ihm der Gedanke, das Gebrüll, das er draußen hörte, deute an, er solle durch Hypnose in ein Tier verwandelt werden. Er merkt damals schon an der Gedankenübertragung, daß er unter Hypnose stand. Man wollte alles aus ihm herausziehen. Alle konnten seine Gedanken erkennen. Wenn er irgend etwas dachte, wurde ihm von den anderen angedeutet, daß man seine Gedanken erkenne.‹ Er wartet weiterhin, daß ihm Fürchterliches geschehe« (CONRAD 1987).

Zu Beginn besteht lediglich ein Gefühl von Anspannung und Druck. Die Empfindsamkeit für die tatsächlichen oder vermeintlichen Vorstellungen Dritter kann erhöht sein und in Verbindung mit einer vermehrten Ängstlichkeit Fehleinschätzungen der Wirklichkeit begünstigen.

Geht die Entwicklung weiter, fängt die Wirklichkeit an, nicht mehr geheuer zu sein. Die alltägliche Realitätsprüfung gelingt nicht mehr. Hinter jedem Stein scheint jemand zu lauern. Jedes Getuschel hat seine Bedeutung. Jeder Buchstabe ist ein Zeichen. Schließlich gibt es nichts mehr ohne Bezug auf einen selbst. Es gelingt nicht mehr, sich abzugrenzen. Wenn sich Mitreisende im Zug unterhalten, wenn das Bild im Fernseher gestört ist, wenn auf der Straße ein Auto entgegenkommt, gelingt es nicht mehr, sich durch reflektorische Überprüfung davon zu überzeugen: Dies hat nichts mit mir zu tun. Im Gegenteil, in der beginnenden Psychose wähnt der Betroffene, daß sich vieles, am Ende alles auf ihn bezieht, mit ihm zu tun hat. Im Wahn schließlich ist keine Distanzierung, keine Relativierung mehr möglich. Der Wahnkranke besitzt eine unerschütterliche Gewißheit. In dieser Gewißheit liegt das Wesen des Wahnes.

Klaus CONRAD faßt seine Beboachtungen über »jenen seltsamen Zustand«, »der so überaus typisch dem Ausbruch des Wahns vorhergeht und den wir als das *Trema* bezeichnen«, wie folgt zusammen:

»Die Kranken finden selbst oft nur schwer das passende Wort, das ihr Zumutesein auszudrücken vermag. Die einen umschreiben es als Druck oder Spannung, als Unruhe oder Angst, mitunter auch als freudiges Gehobensein wie in der Erwartung. Andere erleben es als Schuld und Versündigung, als stünde eine Strafe bevor oder als hätten sie ein Verbrechen begangen. Wieder andere fühlen sich nur gehemmt und mutlos, willenlos, preisgegeben und ohne Hoffnung, so daß sie sich auch hinsichtlich der immer bestehenden Suizidgefahr nicht von einem Endogen-Depressiven unterscheiden. Endlich leben andere in einer dumpfen Atmosphäre von Mißtrauen gegenüber einer feindseligen sie umschließenden Welt.

Immer wächst dieses Gestimmtsein aus der Gestimmtheit ihrer Grundpersönlichkeit heraus und nimmt auch die Inhalte aus der Thematik dieser Persönlichkeit. Immer kommt es bereits in dieser Phase, die kaum jemals schon als krankhafte Störung erkannt wird, zu einem Verlust der Freiheit. Der Kranke kann sich nicht mehr frei im Felde bewegen, er fühlt sich vielmehr von Barrieren umstellt, eingeengt und unfähig zu einer Kommunikation mit den andern, von denen eine Kluft ihn zu trennen beginnt. Er fühlt sich zurückgeworfen in seine nur ihm eigene Welt, über die ›hinaus‹ – im Sinne von BINSWANGER – er nicht mehr sein kann. Es ist ein Zustand der Not, der unter gewissen Zusatzdrucken Notfalls-Reaktionen erforderlich macht, ein Zustand, der den ›Zufall‹ und die ›Neutralität‹ ausschließt, weil das Hintergründige gleiche Bedeutung anzunehmen beginnt, wie jeweils der Vordergrund.«

»Offenbarung« und »Ausbruch«

Irgendwann tritt die Krankheit in Erscheinung. Sie »bricht aus«; sie offenbart sich: Dem Außenstehenden fällt es plötzlich wie Schuppen von den Augen. Er begreift plötzlich, daß der andere, den er nicht mehr verstanden hat, in einem anderen Beziehungssystem lebt als er selber. Klaus CONRAD führt für dieses besondere Erlebnis des »abnormen Bedeutungsbewußtseins« und die Rolle der »Beziehungssetzung ohne Anlaß« – Begriffe, die von JASPERS und KOLLE verwendet wurden – die Bezeichnung von *Apophänie* ein. Er meint damit Erlebnisweisen, die auch als Wahnwahrnehmungen oder Wahnvorstellungen bezeichnet werden. Er leitet diesen Ausdruck aus JASPERS Feststellung ab, daß das unmittelbar sich aufzwingende Wissen von Bedeutungen in der Art des Offenbarwerdens das wesentliche Kennzeichen primären Wahnerlebens ist. Die Veränderungen, die mit Rainer N. vor sich gehen, sind dafür beispielhaft:

»Worauf auch immer sein Blick fällt, dort scheint das Angetroffene in einer Beziehung zu ihm selbst zu stehen. Seine ›Welt‹ verwandelt sich in ein einziges Prüffeld, in dem man alles Erdenkliche ›hergerichtet‹, ›aufgebaut‹ und ›aufgestellt‹ und alles zu seiner ›Prüfung‹ ›vorbereitet‹ hat, wie die Kulissen eines seltsamen Theaters, ob es ihm ›auffalle‹, ob er es ›merke‹, wobei man ›sich bemühte‹, manches so ›unauffällig wie möglich‹ zu machen; auch macht man ›Finten‹ und ›Fehler‹, versucht ihn ›hineinzulegen‹, stellt sich ›überrascht‹, ›verheimlicht‹ ihm vieles, will es ihn ›nicht merken‹ lassen; die Menschen sind alle ›instruiert‹, haben alles ›verabredet‹, sind wegen ihm ›abkommandiert‹, sogar die Straßenpassanten sind in das Netz aufgenommen. Auf dem Höhepunkt der Störung geht von ihm selbst eine Art ›Bannkreis‹ aus, so daß alles, worauf sein Blick fällt, einen seltsam verzerrten Gesichtszug, so etwas Spannendes im Ausdruck erhält (Andeutung von Omnipotenzerleben)« (CONRAD 1987).

Die Zeichen der Psychose, die Symptome breiten sich nun rasch aus. Sie sind unübersehbar. Dazu gehört die Wahnwahrnehmung ebenso wie Bekanntheits- und Entfremdungserlebnisse. Dazu gehört die Ausbreitung und Laut-Werden der eigenen Gedanken, gelegentlich die Veränderung der Zeitstruktur, häufiger des Denkgefüges und der Körperempfindungen. Die Kranken spüren elektrischen Strom, die Wirkung von Gift, sexuelle Belästigung. Mit ihnen wird etwas gemacht. Aber auch das Gegenteil kann eintreten: das Erlebnis der Omnipotenz: ich kann fliegen; ich kann den Lauf der Sterne verändern, den Zug zum Entgleisen bringen, denen in Bonn zeigen, wo es langgeht. Alles dies ist Folge und Ausdruck jenes spezifisch schizophrenen Erlebens, Mittelpunkt der Welt geworden zu sein. Viele Kranke formulieren es klar und eindeutig: »Ich habe das Gefühl, als drehe sich alles um mich.« Auch wenn sie es nicht so ausdrücken, ist es oft unübersehbar, daß sie so empfinden. Nicht selten bringen sie damit ihre Umgebung in Verzweiflung, die versucht, ihnen genau dies auszureden.

Die Formen der veränderten Wahrnehmung können unterschiedlich ausgeprägt sein. CONRAD unterscheidet:

»1. Der wahrgenommene Gegenstand zeigt dem Kranken an, daß er ihm gelte, aber der Kranke kann nicht sagen, inwiefern.
 2. Der wahrgenommene Gegenstand zeigt ihm an, daß er ihm gelte, und er weiß auch sofort, inwiefern.
 3. Der wahrgenommene Gegenstand bedeutet etwas ganz Bestimmtes.«

Wahrnehmungsunterschiede bei Psychosekranken und Gesunden (CONRAD 1987):

»Draußen auf der Straße hören wir einen Ruf. Wir glauben, er gelte uns. Ein Blick aus dem Fenster belehrt uns, wir sind gar nicht gemeint, sondern ein anderer. Dieses: Ich bin gar nicht gemeint, heißt: Ich trete in diesem Augenblick gewissermaßen aus mir heraus, setze einen andern an die eben von mir eingenommene Stelle, finde mich in einer Welt ›mit dem anderen‹, besser: aus meiner nur mir eigenen Welt übertreten in die Welt der andern, um überhaupt dieses Erlebnis haben zu können: Das gilt nicht mir! Wir vollziehen diesen Wechsel des Bezugssystems (durch welchen jene akustische Gegebenheit – der Ruf – in einen anderen Bedeutungszusammenhang rückt und sich dadurch verwandelt) ohne die geringste Mühe tausendmal am Tage. Ständig kippen wir aus der einen in die andere Einstellung, ähnlich wie wir dies in der Auffassung der obigen Figur tun können und sogar müssen, da wir eine Einstellung allein gar nicht allzulange beibehalten könnten. Ganz anders ein Kranker, dessen Bettnachbar schläft: Das Schnarchen ›gilt‹ ihm! Nun aber zeigt sich, daß er auf einmal jenen Überstieg nicht vollziehen kann, der notwendig ist, um sich des Irrtums belehren zu lassen. Wie gefangen scheint er in der einen Einstellung und kann nicht mehr heraus. Vielmehr werden andere Gegebenheiten des Feldes sofort in diesen Kreis hineingezogen. Nicht nur das Schnarchen, alles mögliche andere ›gilt‹ ihm auf einmal ebenso, bis er sich nicht mehr anders zu helfen weiß, als laut ›Ruhe‹ zu rufen.«

Die aktive Phase

Die schizophrenen Psychosen können bei den Erscheinungsformen verharren, wie sie oben dargestellt worden sind. Diese Bilder bezeichnen wir als paranoide Psychosen oder Schizophrenien. Sie können aber auch weiter fortschreiten und zu einem völligen Zerfall der Persönlichkeit des Erkrankten führen. Die Denkzusammenhänge lockern sich oder lösen sich sogar auf. Die Sprache zerfällt, zuerst die Sätze, dann die Wörter. Die Kranken sind verworren, reden unverständliches Zeug, wie es oft in den Aufzeichnungen heißt. Manchmal sind sie sehr erregt, gespannt und aggressiv, greifen scheinbar unmotiviert Mitpatienten oder Therapeuten an. Wir tun uns schwer, Zugang zu ihnen zu finden.

»Wir haben einen erregten oder apathischen Menschen vor uns, der unzusammenhängende, unverständliche oder auch überhaupt keine spontanen Äußerungen von sich gibt, der auf Fragen nicht sinnentsprechend antwortet, so daß man nicht einmal weiß, ob die Äußerung als Antwort auf die Frage zu verstehen ist oder vielleicht mit ihr nur zufällig koinzidiert. Wir haben zu tun mit Menschen, teils in schwerster Angst, teils in rauschhaft erhobener Stimmung, die gänzlich unverständliche Handlungen begehen, die dennoch für den Kranken einen bestimmten, wenn auch vielleicht ›symbolischen‹ Sinn zu haben scheinen, den aber niemand verstehen kann; und die schließlich in seltsamer Weise motorisch erstarren, so daß es scheinen will, als wäre nun alles innere Leben erstorben, als würde überhaupt nichts mehr ›erlebt‹« (CONRAD 1987).

Solche Verläufe können überaus schwer sein. Sie sind in früheren Zeiten mehr als nur gelegentlich in tödliche Katatonien gemündet. Auch heute noch können sie über Monate jedem therapeutischen Zugang widerstehen. Solche Zustände sind nicht nur für den Kranken, sondern auch für die Mitmenschen, insbesondere für die Betreuenden, nur schwer zu ertragen, bis die Kranken schließlich doch aus ihrer psychotischen Welt wieder heraustreten, zurückkehren in die Welt des »Normalen«. Conrad in seiner bilderreichen Sprache nennt diesen Zustand nicht ganz zu Unrecht die apokalyptische Phase der Psychose.

Die Konsolidierung

Irgendwann beginnt der Zustand des psychosekranken Menschen sich zu konsolidieren. Der Schub klingt ab. Der natürliche Verlauf dieser Entwicklung ist heute kaum mehr zu beobachten, da fast alle Kranken mit Medikamenten behandelt werden. Meist macht sich zunächst eine Entspannung bemerkbar und die Angst nimmt ab. Zustände von Erregung, von Katatonie werden seltener und hören schließlich ganz auf. In Halluzinationen wahrgenommene Stimmen werden leiser. Die Symbolik der Bedeutungserlebnisse besteht zwar noch über einige Zeit fort, verliert aber an Aktualität. Manche Kranke fühlen sich beispielsweise weiterhin verfolgt; aber es regt sie nicht mehr auf. Einzelne beginnen interessiert ihren Stimmen zuzuhören und lassen sich von ihnen unterhalten. Gelegentlich bedauern sie es, wenn diese dann ganz verschwinden: mit den Stimmen waren sie nie allein; jetzt fühlen sie sich einsam. Schließlich beginnen sie sich von Wahnwahrnehmungen, Halluzinationen und Verfolgungserlebnissen zu distanzieren. Oft bleiben Reste in Träumen. Der »Überstieg« (LEMPP 1973) in die Welt der anderen gelingt ihnen wieder. Zunächst geschieht das nur teilweise und zeitweise, schließlich auf Dauer. Man kann beobachten,

»wie sich entweder allmählich oder auch mitunter überraschend schnell, von einem Tag auf den anderen, die völlige Umstrukturierung einstellen kann, die *kopernikanische Wendung*: nicht er, der Kranke, steht in der

Mitte des Weltgeschehens, sondern die Welt läuft wie bisher ihren Gang, und er ist nur ein kleiner unwichtiger Teil dieser Welt. Der *Überstieg* ist wieder möglich geworden… Kaum ist es abgeklungen, kann man sich die frühere Sicht schon kaum mehr vorstellen; sie blaßt ab, wird inaktuell.«

Diese kopernikanische Wendung ist den Kranken keineswegs immer willkommen. Gelegentlich wird ein »eigentümlicher Widerstand« bemerkbar: CONRAD beschreibt diesen bei einem seiner Patienten:

»Wir hatten den Eindruck, er wolle sich gar nicht von der Idee trennen, im Mittelpunkt eines gewaltigen Beobachtungssystems gestanden zu haben. Er meinte einmal, ›stürzen Sie mich doch nicht noch einmal in diesen furchtbaren Zweifel! Entlassen Sie mich, und ich werde zeitlebens in dem schönen *Wahn* leben, daß mir eine Chance geboten wurde. Es ist doch das größte Erlebnis, das ich überhaupt hatte. Ich will diesen Gedanken gar nicht aufgeben… Ich will mich nicht wieder in diesen furchtbaren Zweifel stürzen…‹« (CONRAD 1987).

Der Überstieg aus der Psychose in die alltägliche, die »gesunde« Welt ist schmerzlich, weil der Kranke sich nun wieder mit der unfreundlichen, schier unerträglichen Wirklichkeit seines alltäglichen Lebens konfrontieren muß. Diese rückwirkende Verklärung des Zustandes der Psychose, der man bei einigen Kranken begegnet, mag der Grund dafür sein, daß man immer wieder hört, man möge den Kranken doch so lassen, wie er sei, und ihn nicht mit einer Therapie und deren Nebenwirkungen quälen. Eine solche irrige Schlußfolgerung kann nur ziehen, wer den Kranken nicht durch den gesamten Verlauf der Psychose hindurch begleitet.

Restsymptome und Chronizität

Es kommt vor, daß die Psychose nicht oder nicht vollständig abklingt. Ein Rest (ein Residualzustand), wie es in der Fachsprache heißt, bleibt bestehen; oder der Zustand der mehr oder weniger aktiven Psychose chronifiziert sich. Solche Restzustände zeichnen sich vor allem durch das Fortbestehen sogenannter negativer Krankheitssymptome: die Verminderung des Antriebs, die Beeinträchtigung des Willens. Bei CONRAD wird das so beschrieben:

»Es ist das Erlebnis der eigenen Entschlußkraft oder Willenskraft. Alles, was uns die Kranken erzählten, handelt von diesem Mangel an Spannkraft hinsichtlich der Fernziele, der großen Lebensplanung, des Berufsziels usw. wie auch hinsichtlich jeder kleinsten Tagesverrichtung. Schon bei dem Entschluß, sich in der nächsten Trafik eine Schachtel Zigaretten zu kaufen, wird er empfunden. In jeder Schilderung kehrte dieser erlebte Mangel an innerem Antrieb, an Entschlußkraft, an Konzentration, Interesse, Energie, an Durchschlagskraft wieder.«

Der chronische Verlauf kann aber auch durch das Fortbestehen produktiver Krankheitssymptome gekennzeichnet sein: Verfolgungsideen, Wahnwahrnehmungen, Halluzinationen, psychomotorische Erregbarkeit und andauernde Angst.

Bei der Chronifizierung solcher Symptome entsteht ein schweres Leiden mit begleitender depressiver Verstimmung und kann ständige Suizidgefährdung nach sich ziehen. Demgegenüber ist die chronifizierte, krankhaft heitere »hebephrene« Gemütslage eher selten. Aber auch sie ist einer Behandlung nur schwer zugänglich.

Weiterer Verlauf und Prognose

Mit dem Abklingen der schizophrenen Episode ist die Psychose nur bei einem Teil der Erkrankten auf Dauer überwunden. Immerhin könnten wir davon ausgehen, daß fast ein Drittel der Betroffenen geheilt aus der Psychose hervorgeht. Dieser überraschend große Anteil ist seit den frühen Schätzungen Eugen BLEULERS anläßlich seiner Beschreibung und Zusammenfassung der Gruppe der Schizophrenien gleich geblieben. Nachuntersuchungen von MAYER-GROSS in Heidelberg (1932) und BROWN und WING in London (1974) stützen diese Beobachtung. Das bedeutet aber auch, daß zwei Drittel derjenigen, die eine Erkrankungsphase erlebt haben, früher oder später mit einem Rückfall rechnen müssen. Ein solcher kann nach Monaten, nach Jahren, vereinzelt auch nach Jahrzehnten auftreten. Er kann, wie der erste, rasch wieder abklingen, sich über lange Zeit hinziehen oder in einen chronisch rezidivierenden Verlauf übergehen. Die Vielfalt der möglichen Entwicklungen ist schier unbegrenzt.

In früheren Jahrzehnten hat hinsichtlich des »natürlichen« Verlaufs der Psychosen aus dem schizophrenen Formenkreis eher Pessimismus vorgeherrscht. Das hat sich geändert, seit die Ergebnisse von drei bedeutenden Verlaufsstudien von Manfred BLEULER in Zürich (1972), CIOMPI und MÜLLER in Lausanne (1976) und HUBER und GROSS in Bonn (1979) vorliegen. Zusammen haben sie über tausend Patienten über einen Zeitraum von 22 bis 37 Jahren nachuntersucht. Sie stimmen in ihren Ergebnissen und Schlußfolgerungen in bemerkenswerter Weise überein. Sie fanden, daß nach so langer Zeit ein Drittel der Kranken geheilt, ein Drittel deutlich gebessert und ein Drittel wegen der Auswirkung der Psychose invalide war. Faßt man Geheilte und deutlich Gebesserte zusammen, heißt das, daß der Verlauf bei zwei Drittel sehr günstig oder günstig war.

Dabei ist zu bedenken, daß Kranke, die anläßlich ihrer einmaligen schizophrenen Episode nicht zur Aufnahme in eine Klinik kamen, und solche, die wegen der günstigen Entwicklung ihrer ehemaligen psychotischen Episode in der Klinik nicht als schizophren diagnostiziert worden waren, in diesen Studien nicht erfaßt und berücksichtigt werden konnten: Der Verlauf der Psychosen aus dem schizophrenen Formenkreis ist also mit hoher Wahrscheinlichkeit noch günstiger, als jene drei Langzeituntersuchungen das ohnehin schon nahelegen.

HELL und GESTEFELD (1988) fassen die Ergebnisse der Studien von BLEULER und von CIOMPI und MÜLLER wie folgt zusammen:

»Eine Nachuntersuchung von M. BLEULER (1972) an 208 schizophrenen Patienten über 22 Jahre hinweg ergab, daß die häufigste Verlaufsform einer schizophrenen Psychose (40 % aller Schizophrenien) durch eine oder mehrere akute Phasen gekennzeichnet ist, die wieder abheilen. Fast ebenso häufig (nahezu 40 % aller Fälle) treten wellenförmig verlaufende mittelschwere oder leicht chronische Psychosen auf. Weitaus seltener (8 % der Fälle) kommt der unmittelbar zu schwerster chronischer Psychose führende Verlauf vor. Alle anderen Verlaufsformen sind verhältnismäßig selten; sie treten nur bei 11 % aller Kranken auf.

Nach CIOMPI und MÜLLER leben nach einer durchschnittlichen Beobachtungszeit von 37 Jahren 40 % der 289 erfaßten Patienten in der eigenen

Wohnung (bei ihrer Familie bzw. allein), 20% waren in öffentlichen Einrichtungen (vor allem Heimen) untergebracht, 40% verblieben im Krankenhaus. Obwohl die Patienten zum Zeitpunkt der Nachuntersuchung im Durchschnitt 74 Jahre alt waren, standen 51% noch im Erwerbsleben, zwei Drittel davon waren teilzeit-, ein Drittel vollzeitbeschäftigt.«

CIOMPI und MÜLLER haben aufgrund ihrer Befunde eine schematische Darstellung der verschiedenen Möglichkeiten von Verlauf und Langzeitentwicklung schizophrener Psychosen entwickelt: Krankheitsepisoden, die plötzlich beginnen und rasch wieder abklingen und sich nach einiger Zeit wiederholen, Störungen, die allmählich ihren Anfang nehmen und sich lange hinziehen, um dann in einen chronischen Verlauf überzugehen, und schließlich Mischformen und Varianten vielfältiger Art. CIOMPI und MÜLLER haben in diesem Schema auch dargestellt, wie häufig sie diese unterschiedlichen Verlaufstypen in ihrer Nachuntersuchung gefunden haben.

Dazu ist anzumerken, daß dies nicht immer und überall so sein muß. In dieser Studie, wie in den beiden anderen Langzeituntersuchungen, wurden Kranke erfaßt, deren Krankheitsbeginn zum Teil weit vor der Einführung der modernen psychiatrischen Behandlungsverfahren lag. Wir wissen bis heute nicht zuverlässig, in welcher Weise sich Frühbehandlung, Medikamentenwirkungen, psychotherapeutische und soziotherapeutische Begleitung und Rehabilitation – wie sie heute üblich sein sollten – auf den Langzeitverlauf auswirken. Wir nehmen allerdings an, daß die Ergebnisse gerade für diejenigen heute deutlich besser sind, die früher von einem unglücklichen Verlauf und dessen Auswirkungen betroffen waren.

Solange die Psychiatrie sich um schizophrene Kranke bemüht, hat es nicht an Versuchen gefehlt, frühzeitig eine Prognose über den weiteren Verlauf zu stellen. Leider muß man feststellen, daß sichere Anzeichen, die frühzeitig auf einen günstigen oder ungünstigen Verlauf hindeuten, bis heute nicht bekannt sind. Aus den oben erwähnten Langzeituntersuchungen läßt sich immerhin ableiten, daß im Gegensatz zu früheren Annahmen die folgenden Faktoren *keinen* sicheren Zusammenhang mit dem künftigen Krankheitsverlauf haben: familiäre Belastung mit schizophrenen Psychosen und an-

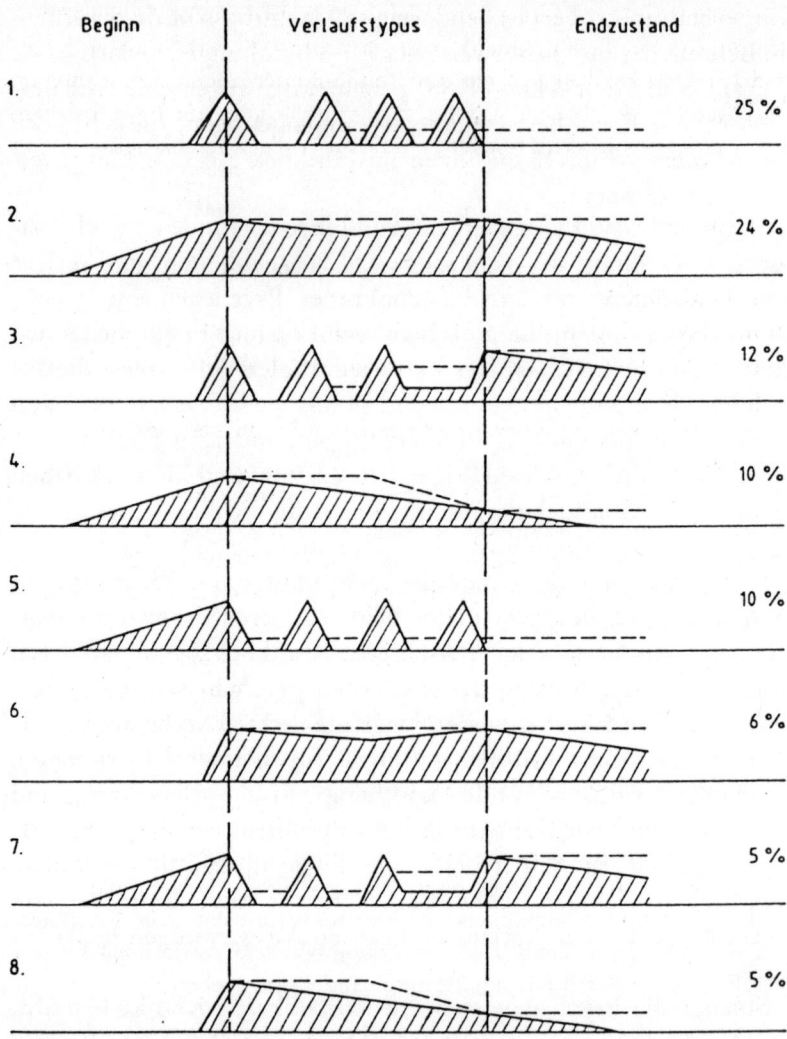

Abb. 5: Langzeitentwicklung der Schizophrenie.
Durchschnittliche Beobachtungsdauer 36,9 Jahre, n = 228, punktierte Linien
= Varianten derselben Verlaufsform (CIOMPI 1984 a)

Körperbau und, überraschenderweise, auch die soziale Schicht – ein Befund, der möglicherweise der Einschränkungen bedarf.

HELL und GESTEFELD (1988) haben einige allgemeine Anhaltspunkte zum Krankheitsverlauf zusammengetragen, die ich trotz der gebotenen Einschränkungen im Hinblick auf ihre Gültigkeit wiedergeben möchte:

»● Ein guter bisheriger Verlauf macht auch einen weiterhin guten Verlauf wahrscheinlich.

● Bei chronischen Verläufen ist auch nach Jahren und Jahrzehnten eine Besserung möglich, und Besserungstendenzen sind nicht auszuschließen.

Eher milde Verlaufsformen beobachteten die Autoren gehäuft,

● wenn der Krankheitsbeginn akut war,

● wenn dieser im Rahmen einer Belastungssituation auftrat,

● wenn er von Stimmungsschwankungen begleitet wurde,

● wenn die frühere Persönlichkeit harmonisch und kontaktfähig war,

● wenn die Kranken soziale Kontakte pflegten und dadurch menschliche Wärme erfahren konnten.

Hervorzuheben ist neben den genannten Gesichtspunkten,

● daß eine medikamentöse Therapie – evtl. über sehr lange Zeiträume hinweg – die Symptome und damit die Beeinträchtigung des schizophrenen Menschen lindern und das Risiko eines Wiederauftretens schizophrener Schübe deutlich zu senken vermag,

● daß veränderte Therapiekonzepte, bei denen Patienten sich sowohl innerhalb als auch außerhalb der Klinik aktiver einbringen und mitgestalten können, die (Wieder-)Gestaltung des »Alltags« erleichtern,

● daß nicht zuletzt zunehmendes Verständnis für psychische Krankheiten – und damit auch Toleranz gegenüber dem psychisch Kranken selbst – allen Betroffenen hilft, miteinander umzugehen.

Dies hat dazu beigetragen, daß die noch vor 30 Jahren beobachteten schweren Verlaufsformen mit komplizierten Wahnsystemen heute seltener geworden sind.«

8 Erleben und Miterleben

*Ich habe oft das Gefühl, daß die Kranken
nicht erklären können und die Gesunden
nicht verstehen.*
Psychosekranker Arzt

Psychosekranke werfen uns Behandelnden vor, wir interessierten
uns nicht für das, was sie in der Psychose erlebten. Wir hörten ihnen
allenfalls zu, um ihre Symptome zu erfassen. Wir richteten unsere
Aufmerksamkeit und Energie nur auf deren Beseitigung. Für sie
dagegen sei das Erleben der psychotisch veränderten Weltsicht mit
all den vielfältigen, beunruhigenden, beängstigenden fremden, fas-
zinierenden Wahrnehmungen eine zentrale Erfahrung. Für uns sei
es Psychopathologie.

Solche Kritik ist nicht unberechtigt. Sie wird akzentuiert durch
die zunächst überraschende Bemerkung einer engagierten Für-
sprecherin der Menschen, die eine Psychose durchlebt haben, der
Hamburgerin Dorothea BUCK. Sie behauptet, das Elend des Nicht-
zuhören-Könnens und -Wollens habe mit der Einführung der Neuroleptika begonnen. Vorher habe man ihr Zeit gelassen, sich mit
ihrer Krankheit auseinanderzusetzen, sei man auf sie eingegangen,
habe man ihr zugehört. Danach habe man nur noch versucht, die
störenden Symptome ohne Verzug mit Medikamenten wegzudrük-
ken. Dies sei schrecklich gewesen.

Tatsächlich gibt es in den fünfziger Jahren, an der Schwelle der
Einführung der Neuroleptika, eine umfangreiche Literatur, die
diesen subjektiven Eindruck spiegelt. CONRADS »beginnende Schizophrenie« gehört ebenso dazu wie Marguerite SECHEHAYES »Tagebuch einer Schizophrenen«, wie die Schriften Gaetano BENE-
DETTIS, Christian MÜLLERS oder W. Th. WINKLERS. Es kann gut
sein, daß die neue faszinierende Möglichkeit, die Symptome der

Psychose durch Medikamente zu beeinflussen und zum Teil sogar zum Verschwinden zu bringen, einem durch Übereifer begründeten therapeutischen Irrweg Vorschub geleistet hat.

Dieser mag über lange Zeit um so konsequenter beschritten worden sein, als über Jahrzehnte die Warnung vor der – aufdeckenden – Psychotherapie bei Schizophrenie als apodiktische Lehrmeinung im Raum gestanden hat. Da aufdeckende und verstehende Psychotherapien spätestens seit den sechziger Jahren als gleichsinnig galten und stützende wie zudeckende Psychotherapieverfahren der allgemeinen Geringschätzung der Profession anheimgefallen waren, konnte gelten: Man muß das psychotische Erleben nicht verstehen, um den Psychosekranken zu helfen. Da zudem die Regel galt, mit den Kranken nicht über psychotische Inhalte zu rechten, konnte man dies auch als Aufforderung mißverstehen, sich mit diesen Inhalten gar nicht erst zu befassen.

Diese Haltung hat sich in den letzten Jahren glücklicherweise geändert. Daß die Psychosekranken selber sich zunehmend zu Wort melden, daß sie sich in Selbsthilfegruppen zusammenschließen und Forderungen an uns richten, hat gewiß dazu beigetragen. Nun zeigt sich, wie schwierig es ist, das Erleben Psychosekranker aufzunehmen, zu verstehen und schließlich Dritten mitzuteilen. Der direkte Weg besteht darin, daß von Psychosen betroffene Menschen ihre eigenen Erfahrungen und Erlebnisse niederschreiben. Tatsächlich fehlt es nicht an solchen Erfahrungsberichten.

»Die Gedanken werden handgreiflich«

Daniel Paul SCHREBERS »Denkwürdigkeiten eines Nervenkranken« aus dem späten 19. Jahrhundert sind ein Klassiker, seit sie FREUD zur psychoanalytischen Interpretation des »Falls Schreber« veranlaßt haben. Klassiker sind auch die literarischen Umsetzungen von Hanna GREENS »Ich habe dir nie einen Rosengarten versprochen« und Silvia PLATHS »Die Glasglocke«. In jüngerer Zeit erschien in deutscher Sprache unter dem Pseudonym »Sophie ZERCHIN« Dorothea BUCKS Lebens- und Krankheitsbericht »Auf der Spur des Morgensterns«. Mary BARNES' berühmte »Reise durch den Wahn« ist mit Hilfe ihres Psychiaters entstanden. Die Geschichte der Schizophrenie von Silvia Frumkin »Ich bin nicht da, wo ihr mich sucht« ist nicht von der Kranken selber aufgezeichnet worden, sondern von der Journalistin Susan Sheehan, die dafür mit dem Pulitzerpreis ausgezeichnet wurde.

Neben den Kranken haben auch Angehörige versucht, das Erleben psychotischer Menschen verständlich zu machen. Sarah Anstadts »Alle meine Freunde sind verrückt« ist nur ein Beispiel aus jüngerer Zeit. Die Dolmetschversuche von Fachleuten habe ich bereits erwähnt. Dazu gehören in jüngerer Zeit auch Christian Scharffeters »Schizophrene Menschen«, wenngleich dieser einen ganz anderen – psychopathologischen – Ansatz verfolgt. Den umfassendsten Beitrag zum Verständnis des Alltagslebens und den Erfahrungen Psychosekranker liefert möglicherweise die von Heinz Katschnig herausgegebene »Andere Seite der Schizophrenie«, in der Kranke und ihre Angehörigen ebenso zu Wort kommen wie Behandelnde, Betreuende und Krankheitstheoretiker.

Die Literatur ist in doppelter Weise nicht an den schizophrenen Psychosen vorbeigegangen. Zum einen spiegeln Texte von Hölderlin, Lenz, Nerval oder Strindberg das Erleben der eigenen Psychose, ohne daß sie autobiographisch darüber berichten wollen. Zum anderen vermitteln Texte von Büchner (Lenz), Melville (Barthleby), Schnitzler (Flucht in die Finsternis) und in neuerer Zeit Erica Jong (Angst vorm Fliegen), Peter Handke (Die Angst des Tormanns beim Elfmeter) und Thomas Bernhardt (Das Kalkwerk) eindrucksvolle Dokumente zum Psychoseerleben. Auch manches von dem, was uns »kafkaesk« erscheint, ist psychosenah oder spiegelt psychotisches Erleben.

Christian Müller (1992) hat literarische Texte und Dokumente zur Darstellung schizophrener Psychosen und anderer psychischer Störungen gesammelt. Er hat sie unter dem Titel »Die Gedanken werden handgreiflich« veröffentlicht, so daß sie gut zugänglich geworden sind.

Vielen dieser Versuche, Psychoseerleben verständlich zu machen, fehlt es an Authentizität. Das gilt auch für Texte von Psychosekranken selber. Das hängt damit zusammen, daß sich Erleben und Leiden der Kranken mit jeder Phase des Ablaufs der Psychose verändern und daß das »wirkliche« Erleben rückblickend nur noch begrenzt wiedererlebt und nachempfunden werden kann. Mit dem Abklingen des psychotischen Erlebens und der Konsolidierung setzt ein Prozeß der Distanzierung ein, der in erster Linie das Schreckliche des Psychoseerlebens in den Hintergrund zu drängen scheint. Was bleibt, ist oft das Faszinierende, das Besondere, das Interessante: »Wie übrigens nicht selten zu beobachten ist, wird die Qual der akuten Wahnkrankheit nach einer überstandenen Episode oft verdrängt, ja es entsteht das Gefühl einer besonders reichen und farbigen Erlebniswelt während der Psychose« (Chr. MÜLLER, 1992). So heißt es bei NERVAL:

»Bisweilen warf ich auf den Zustand, in dem ich mich befunden hatte, Blicke des Neides zurück, denn solange es angedauert hat, habe ich viele Stunden reinen Glücks genossen... Denn niemals habe ich mich, was mich selbst betrifft, wohler gefühlt. Mitunter hielt ich meine Kraft und meine Fähigkeit für verdoppelt. Es schien mir, als wüßte ich und verstände ich alles; die Einbildungskraft brachte mir unendliche Wonnen. Soll man bedauern, sie verloren zu haben, wenn man das, was die Menschen Vernunft nennen, wiedererlangt hat?« (BIRNBAUM 1920)

Dies schreibt NERVAL über einen Zustand, dessen andere Seite sein Freund Alexander DUMAS so erlebt hat:

»Dann aber erfaßt ihn plötzlich wieder eine tiefe Schwermut, eine unbezwingliche Melancholie, und wer alsdann seinen Worten lauscht, möge es nur versuchen, seine Tränen zurückzuhalten. Werther und René haben für ihren Schmerz keinen ergreifenden Akzent, ein herzzerreißenderes Schluchzen, keine rührenderen Laute, keinen poetischeren Aufschrei gefunden als der unglückliche Gérard.« (BIRNBAUM 1920)

NERVALS Stellungnahme zur abgelaufenen Psychose erinnert an die Rainer N.s, die wir bei CONRAD gefunden haben. Sie entspricht den Reaktionen zahlreicher Psychosekranker, die ich wenige Wochen zuvor in Angst und Zerrissenheit erlebt hatte. Eine solche positive Verklärung finden wir auch in Dorothea BUCKS Aufzeichnung ihres Psychoseerlebens aus der Distanz von mehr als 30 Jahren.

Was können wir also tun, um das Erleben und die Erfahrungen in der Psychose in möglichst authentischer Weise zugänglich zu machen? Meine Antwort: Wir müssen sie alle beachten, die Berichte über das unmittelbare und mittelbare Erleben. Insbesondere aber müssen wir lernen, dem Menschen in der Psychose zuzuhören. Die Darstellung selber – zumindest meine Darstellung – kann aber nur eine mittelbare sein. Ich bin bislang nicht psychotisch gewesen. Ich kann aufgrund des Miterlebens der Psychose bei vielen hundert Patienten und einigen wenigen Menschen aus meiner unmittelbaren Umgebung die Sehnsucht nach diesem Zustand nicht nachvollziehen, die manche gelegentlich äußern. Bei dem Versuch meiner Annäherung an das Erleben der Psychose stütze ich mich nur in zweiter Linie auf meine Erfahrungen als Arzt. Im Vordergrund stehen Beobachtungen und Erlebnisse aus meinem Leben als Mitmensch – als Kollege, als Freund, als Angehöriger.

Peter O.

Ich beginne mit der Darstellung meiner Begegnungen mit Peter O. (vgl. Vorwort zu ARIETIS »Schizophrenie« 1985):

Bei unserem Familientreffen im letzten Sommer traf ich nach langen Jahren Peter O. wieder. Als Kinder hatten wir oft gemeinsam die Ferien auf unserem Bauernhof oder in den Wäldern hinter dem Hause seiner Eltern verbracht. Als Jugendliche waren wir einander fremd geworden. Zunächst führte ich das auf unsere unterschiedlichen beruflichen Wege zurück. Dann aber beobachtete ich bedrückt, wie verquer sich nach dem Tod des Vaters seine Beziehungen zu seiner Mutter und zu seinen Geschwistern entwickelten. Die andauernden Spannungen waren auch für Außenstehende offensichtlich. Der inzwischen zwanzigjährige Peter klagte darüber, daß sich seine Mutter in alles einmische, daß sie ihm ständig zu nahe trete. Zugleich aber klammerte er sich wie ein Kind an ihr fest. Wenig später hörte ich, daß er Rundfunk- und Fernsehsendungen auf sich bezog. Schließlich floh er vor seinen vermeintlichen Verfolgern nach Spanien. Er war schizophren. Der Rückführung in die Bundesrepublik folgte eine Serie von Krankenhausaufenthalten in damals noch recht unzulänglichen psychiatrischen Kliniken. Peter O. und seine Familie hatten große Mühe zu begreifen, was da über sie hereingebrochen war. Endlich, im Gefolge einer zeitgemäßen Behandlung und unter unablässigen Bemühungen der Geschwister, Mutter und Sohn zu stützen, beruhigte sich die Krankheit.

Heute lebt Peter in einer eigenen Wohnung in der Nähe seiner Schwester. Bei unserem Wiedersehen hatte ich den Eindruck, daß er nicht unglücklich ist. Er ist mit 45 Jahren invalidisiert. Aber er ist nicht untätig. Er beschäftigt sich; und er läßt sich zur Hilfe in der weitverzweigten Familie motivieren. Er hat seine Intellektualität ebensowenig eingebüßt wie seinen politischen Standpunkt, den er – das muß ich einräumen – weniger versöhnlich vertritt als die meisten in der Familie. Gewiß ist nicht alles so, wie es sein könnte. Peter räumt ohne weiteres ein, daß er zuviel wiegt und daß er zuviel trinkt. Aber damit steht er nicht allein. Niemand, der ihn nicht seit langem gut kennt, käme auf den Gedanken, daß seine frühe Invalidität und die Beschränkung seiner sozialen Kontakte auf die Familie Spätfolgen einer weitgehend überwundenen schizophrenen Psychose sind.

Was ich hier in nüchternen, distanzierenden Worten berichte, ist »im wirklichen Leben« mit viel Leid, viel Streit und viel Unverständnis einhergegangen. Anfangs hat keiner von uns begriffen, was sich da abgespielt hat, als es immer schwieriger wurde zwischen Peter und seiner Mutter und schließlich zwischen Peter und dem Rest der Welt. Auf den Gedanken, hier könnte sich eine Krankheit zusammenbrauen, ist über Jahre niemand von uns gekommen – am wenigsten Peter selber. Er war sparsam in seinen Äußerungen. Er hatte nur wenige Bekannte an seiner Arbeitsstelle, und von diesen zog er sich allmählich immer weiter zurück. Schließlich übernahm er eine Tätigkeit im Außendienst, wo er auf sich allein gestellt arbeiten konnte und nur punktuell Kontakte mit anderen Menschen hatte.

Sein Verhalten innerhalb der Familie entsprach im Grunde dem dort üblichen Muster. Sein verstorbener Vater, seine Mutter, seine Geschwister waren alle irgendwie akzentuierte Persönlichkeiten. Auch seine Beharrlichkeit, auf Dingen herumzureiten, die schließlich zur Penetranz wurde, fiel das kaum auf. Die vorwurfsvolle Haltung, vor allem gegenüber der Mutter, die er verstärkt an den Tag legte, hatte in gewisser Weise auch schon immer bestanden. Deswegen bemerkte man auch nicht, wie er sich zunehmend bedroht fühlte. Er wurde nur lästiger in seiner Vorwurfshaltung:

»Euch ist nichts recht, was ich tue; ihr seid nie zufrieden mit mir; ihr paßt ständig auf mich auf; sogar nachts seid ihr hinter mir her; ich spüre eure Blicke sogar an der Arbeitsstelle; ihr redet über mich; ich höre, wie ihr über mich redet; die Kollegen reden ständig über mich; ich höre sie auch, wenn ich unterwegs bin; ich höre sie, wenn ich das Radio anmache; dort gibt es auch ständig Anspielungen auf mich; jetzt sprechen die mich schon in den Nachrichten an. Das Essen schmeckt so merkwürdig; in dem Essen ist etwas drin; ich kann das nicht mehr essen, es ist vergiftet.«

Immer mehr Lebensbereiche wurden mit solchen Erlebnissen wie Einengung, Bedrohung und Verfolgung besetzt. Die geäußerten Reaktionen waren Angst, Verzweiflung, Wut: »Ich muß etwas dagegen unternehmen. Wenn der mich wieder bedroht, dann werde ich es ihm zeigen.« Schließlich ergriff er in Verzweiflung die Gelegenheit seines Urlaubs zur Flucht.

Was wir Angehörige und Freunde da miterlebt hatten, war ein typisches Prodromalstadium, das sich über Jahre, in der verschärften Form über Monate hingezogen hatte. Es war offensichtlich, daß Peter sich unwohl, bedroht, verängstigt, verzweifelt fühlte. Wir haben in normalen Kategorien darauf reagiert. Wir haben versucht, ihm das auszureden, versucht, ihn zu beruhigen. Wir haben ihn schließlich beschimpft, er sollte uns mit diesem Unsinn in Ruhe lassen. Wir haben ihm möglicherweise sogar in dem Zorn gesagt: »Du spinnst ja wohl!« Aber da war noch keiner von uns auf den Gedanken gekommen, hinter dem »normalen Spinnen« könnte sich eine krankhafte psychische Störung verbergen. Das kam erst, als sich während seines Urlaubs Wahnvorstellungen und Halluzinationen verstärkten, als er in schwere Angst und Erregung geriet und sein Denken und seine Wahrnehmung von der Wirklichkeit so weit entfernt waren, daß er sich nicht mehr zurechtfand und im Zustand totaler Verworrenheit bei der Polizei um Hilfe nachsuchte. Danach begann dann ein langer Weg durch die Psychose mit vielen Fortschritten und vielen Rückschritten, schließlich Beruhigung der Psychose und Konsolidierung, relative Lebenszufriedenheit, allerdings im Zustand der Invalidisierung.

Unser Zugang zur Erlebniswelt von Peter war begrenzt. Wir spürten mehr, was seine Reaktionen auf seine veränderte Welterfahrung bei uns auslöste.

Alles das hatte seinen Anfang genommen, lange bevor ich irgend etwas mit der Psychiatrie zu tun hatte. Aber es wäre falsch zu behaupten, ich hätte deshalb sowenig Zugang zum Erleben Peters gehabt. Gegen Ende meines ersten Jahres als psychiatrischer Assistenzarzt wiederholte sich die Geschichte in der Zusammenarbeit mit einer jungen Krankenschwester.

Maria K.

Maria K. war damals 21 Jahre alt. Wenige Wochen vorher hatte sie ihr Examen als Kinderkrankenschwester gemacht. Es war nicht ganz klar, warum sie zu uns auf die psychiatrische Akutstation wechselte. Sie wolle zur Zeit nicht mit Kindern arbeiten, berichtete sie. Dabei ließen wir es stehen. Maria hatte hervorragende Beurteilungen. Die Stationsschwester und ihre Stellvertreterin setzten deswegen große Erwartungen in sie. Die Enttäuschung ließ nicht lange auf sich warten. Maria wirkte sehr kindlich und unselbständig. Sie war langsam, geradezu aufreizend langsam. Sie brachte in der Arbeit und im Gespräch keine Initiative auf. Zugleich war sie frech, kam uns allen ständig zu nahe – auch körperlich. Immer wieder machte sie Bemerkungen, die etwas daneben waren. Dabei war sie – auch bei Vorhaltungen – fast immer unverständlich heiter. Irgendwie reagierte sie mit ihren Gefühlen nicht so, wie wir es erwarteten. Eine Nachfrage bei ihrer früheren Vorgesetzten ergab ein ganz anderes Bild. So erkenne sie Maria nicht wieder. Wir verstanden diese Auskunft nicht, aber wir mußten uns damit zufriedengeben.

In den nächsten Wochen verschärfte sich die Situation. Maria und ihre Kolleginnen gerieten immer häufiger aneinander. Wir alle hatten ständig etwas an ihrer Arbeit auszusetzen. Sie machte unverständliche Fehler. Einmal trennte sie Infusionsschlauch und Nadel voneinander, um eine Infusion zu stoppen, so daß das Blut der Kranken auf den Boden tropfte und sich dort mit der ausströmenden Infusionsflüssigkeit mischte. Sie hatte keine Erklärung dafür. Spätestens zu diesem Zeitpunkt begannen wir Konsequenzen aus ihrer offensichtlich mangelnden Eignung zu ziehen. Wir betrieben ihre Versetzung in die Kinder- und Jugendpsychiatrie. Unsere rationale Überlegung: Vielleicht ist sie mit Kindern besser. Aber in Wirklichkeit wollten wir sie schlicht loswerden. Sie spürte das offensichtlich. Sie kam morgens immer später zur Arbeit. Sie sei nicht aus dem Bett gekommen; sie habe keine Lust gehabt.

Die Versetzung erfolgte. Wenige Tage später erhielt ich einen Anruf:

Wenn ich nicht sofort aufhörte, sie zu belästigen, Tag und Nacht Schweinereien zu ihr zu sagen und sie zu bedrohen, werde sie sich beim Direktor beschweren. Sie war außer sich vor Zorn und Angst. Sie befand sich offensichtlich in einem akut psychotischen Zustand.

Wir hatten die Art und Weise, wie Maria K. uns begegnete, von Anfang an als befremdlich erlebt. Das Bild, das sie uns vermittelte, entsprach nicht jenem, das wir erwartet hatten. Was sie uns von sich vermittelte, war das Bild eines kindlichen, unanstelligen, lahmen, unangepaßten und dazu noch rotzfrechen Teenagers. Was sie erlebte und was wir miterlebt hatten, ohne es zu begreifen, war eine beginnende Psychose vom jugendlichen, vom hebephrenen Typ. In den Monaten, die wir mit ihr zusammenarbeiteten, hatten wir mehrere Patientinnen mit der gleichen Krankheit auf der Station. Dennoch ist keiner von uns auf den Gedanken gekommen, die Kollegin könnte krank sein.

Es scheint so zu sein, daß wir Symptome nur dann wahrnehmen, wenn wir in psychopathologischen Bahnen denken. Normalerweise ist das Verhalten der Mitmenschen auch für uns Experten der Ausdruck von Kommunikation und Interaktion. Wir nehmen die Botschaft »wie sie ist«. Wir klopfen sie nicht darauf ab, welche psychopathologischen Fragwürdigkeiten sich möglicherweise dahinter verbergen. Wenn wir abweichendes Verhalten oder abweichende Gefühle spüren, interpretieren wir sie selbst auf der psychiatrischen Station bei Mitarbeitern zunächst einmal nicht als Symptom von psychischer Störung. Wir »normalisieren« sie.

Unsere Kategorien sind »Frechheit«, »Faulheit«, »Aufdringlichkeit« und nicht »inadäquates, läppisches Verhalten, Antriebsarmut oder Distanzlosigkeit«. Indem wir den Mitmenschen so erleben, versperren wir uns den Zugang zur krankhaften Veränderung seines Erlebens. Aber wenn wir erst einmal unsere Antennen als Fachleute für psychische Krankheit ausgefahren haben, entgeht uns natürlich auch ein Teil dieses gleichen Erlebens, weil wir es nun ganz anders wahrnehmen – in psychopathologischen Kategorien.

Ich habe eine ähnliche Entwicklung später als ärztlicher Direktor noch einmal bei einem Assistenzarzt miterlebt. Seine Entwicklung in die Psychose führte zu einem massiven Konflikt zwischen den

Mitarbeitern, bevor die Krankheit sich schließlich manifestierte. Er erlebte sich in den Monaten der beginnenden Psychose zusammen mit einem Teil der jüngeren Ärztinnen und Ärzte als Führer der antiautoritären Reformbewegung in der Klinik, der das Erreichte gegen die Machtansprüche der technokratischen »Macher« schützen wollte. Der Ausgang des Konfliktes wäre möglicherweise anders gewesen, wenn nicht anläßlich einer Kneipenauseinandersetzung – der Arzt löste eine Wirtshausschlägerei aus, als er an den Tisch eines Wildfremden trat und dessen Bier austrank – der Ausbruch der akuten Psychose erfolgt wäre.

Die Geschichten von Peter O. und Maria K. berichten mehr über das Miterleben der Psychose als über das Erleben. Wir haben nur indirekt durch das Zusammenarbeiten und das Zusammenleben mit ihnen Zugang zu ihnen gefunden. Wir haben erst sehr spät bemerkt, daß sich in ihnen etwas vollzog, was wir nicht verstanden. Was wir miterlebten, spiegelt sich in ihrem Verhalten und in der Art und Weise, wie sie mit uns umgingen.

Im folgenden Text, der einer Rundfunksendung von Bettina WENKE (1992) entnommen ist, schildert eine junge Frau nach Ablauf einer psychotischen Episode, was sie erlebte und erfahren hat:

Eva N.

»Im Vorfeld meiner akuten Psychose, aufgrund der ich dann eingeliefert wurde in die Klinik, kommen eigentlich ganz viele Fäden zusammen, die ich hier gar nicht alle aufzählen kann. Ganz allgemein kam es zu einer sehr starken Umwertung aller Werte, und ich habe vor allem das Ziel von Einfachheit gesucht. An dem Tag meiner Erkrankung am 13. März 1990 kam ich morgens in die Schule, hatte die ersten beiden Stunden Unterricht, hatte diese leise Verfolgungsangst, auch die starke Wahrnehmung von Bildern in der Werbung. An diesem Morgen war in meiner Klasse ein neuer Schüler mit dem Namen Holger Schwarz. Dem haben sie immer gesagt »der Schwarze«. Plötzlich dachte ich, daß die Verfolger mir diesen Jungen in die Klasse gesetzt haben, damit ich irritiert werde, und es löste in mir solche Ängste aus, daß ich mir vorgenommen habe, jetzt am Nachmittag nach Z. zu fahren zu einem Therapeuten; dem wollte ich mich mit meiner Angst öffnen. Zu dem hatte ich Vertrauen.

Ich hatte mir mittags schon eine Fahrkarte nach Z. gekauft, und um

14.26 Uhr sollte mein Zug gehen. Ich ging ans Gleis, und plötzlich hörte ich über mir ein Rauschen von diesen Anzeigen der Züge, und ich guckte auf die Uhr, und plötzlich war es halb elf. Ich bin unheimlich erschrocken.

Ich dachte, jetzt lassen die mich nicht rausfahren aus Deutschland. Ich fühlte mich ja verfolgt, wie gesagt, und ich ging in der ganzen Bahnhofshalle herum, guckte alle Uhren an und guckte zwei- und dreimal hin und dachte, das darf doch nicht wahr sein, alle Uhren waren auf halb elf. Und dann fühlte ich mich umzingelt, und in dem Moment wußte ich, ich soll mich umbringen. Mir bleibt keine andere Wahl. Ja, das ist vielleicht noch wichtig zu sagen. Ich hatte auch die Phantasie, daß ein Krieg ausbrechen würde. Ich dachte dann, ich bin also ein Geheimnisträger, und ich kann es nur deutlich machen, daß da eine Katastrophe in Aussicht ist, wenn ich jetzt ein Zeichen setze, indem ich mich umbringe.

Ich habe noch ein Teppichmesser aus der Schule von meinem Kunstunterricht in der Mappe gehabt und bin rausgegangen in den Park am Bahnhof, ein Stück spazierengegangen. Es war ein schöner sonniger März-tag, und ich war noch so traurig. Ich dachte, du bist eigentlich im Moment auf der Höhe deiner Entwicklung und jetzt sollst du sterben, und guckte so an mir runter. Ich fand mich hübsch. Dann aber dachte ich, ja, der Gehorsam ist jetzt wichtiger, und zwar wegen Gefühl von Opfer. Dann habe ich geschnitten, und das Merkwürdige war, es hat nicht geblutet. Ich habe an den Handgelenken geschnitten, am Hals, an beiden Achillessehnen und in der Kniekehle. Als ich dann sah, daß es nicht blutete, und genauso wie die Überzeugung gekommen war, ich soll sterben, war die Überzeugung da, ich soll leben. Und dann dachte ich, das ist also ein deutliches Zeichen, daß ich noch eine Aufgabe habe. Ich sollte jetzt warten, wie diese Aufgabe aussieht, und dann habe ich Passanten gerufen. Ich hatte gar keine Schmerzen. Ich hatte nur diese Beruhigung. Ich habe einer höheren Kraft gehorcht, und was auch jetzt immer passieren wird, ist im Rahmen dieser höheren Kraft richtig.«

Der Bericht Eva Marias spricht für sich selbst. Erstaunlich bleibt, wie wenig von der emotionalen Anspannung, von der Angst und dem Schrecken, den sie in der Psychose erlebt haben muß, in der Rückschau erhalten geblieben ist. Die Schilderung wirkt eher distanziert und interessiert als angstbesetzt.

Helmut H.

Die bisherigen Beispiele befassen sich mit der beginnenden schizophrenen Psychose, mit dem Prodromalstadium und dem Übergang in die Krankheit. Diese Phase wirkt in gleicher Weise befremdlich wie vertraut. Die »normalen« Erlebniskategorien sind graduell verändert, aber nicht aufgehoben. Erleben und Verhalten des Betroffenen sind zum Teil nachvollziehbar, zum Teil fremd. Das ändert sich, wenn die akute Psychose beginnt, wie das folgende Beispiel zeigt.

Der neununddreißigjährige Beamte Helmut H. wird an einem Samstag durch den Notarzt in die psychiatrische Klinik eingewiesen. Sein Verhalten ist seit zwei Tagen verändert. Er spricht ständig fremde Leute an. Er meint, wenn er ihre Stimmen höre, könne er auf ihre Sternkreiszeichen rückschließen und wisse über ihr künftiges Schicksal Bescheid. Er besteht gegenüber seine Frau darauf, wegen unverhoffter großartiger Erkenntnisse und Einsichten vor einem Gremium auserlesener Menschen sprechen zu wollen. Seine Frau ist beunruhigt, weil er immer wieder in den Garten und in den Wald geht und die Bäume umarmt.

Bei der Aufnahme ist er ängstlich gespannt. Es besteht ein ungebremster Rededrang bei verworrenem Denken. Er hört offensichtlich Stimmen, die ihn ängstigen. Er äußert Wahngedanken mit astrologischen und religiösen Inhalten. Wörtlich sagt er in einem Gespräch am Aufnahmetag: »Ich habe die Formel gefunden, und zwar am 22.10.1944 um 15.00 Uhr. Ich bin nicht irre. Ich bin gläubig… Plus – minus, plus – minus. Ich bin ein Arzt. Ich habe den Spannungskomplex der Ehe begriffen. Ich kann Ihnen helfen. Ich bin nicht Jesus. Ich brauche elf Leute dazu. Ich kenne die Interferenzformel. Ich brauche das harmonische Spannungsfeld. Ich habe die kosmische Energie abgeleitet in einen Baum. Die seelisch Kranken sind gesünder als die Normalen. Das werde ich beweisen. Ich habe den Durchblick. Jetzt geht es darum, daß ich meine Ansichten an die Öffentlichkeit bringe. Ich möchte ein Grundgesetz aufschreiben. Ich bin der Gegenpol Hitlers. Ich muß aggressiv sein. Ich kann alle in die Luft gehen lassen. Ich möchte Seelsorger werden.«

Die Lockerung des Gedankenganges kann noch weitergehen. Die Sprache kann jeden Zusammenhang verlieren, die einzelnen Worte können zerfallen, so daß sprachliche Kommunikation nicht mehr möglich ist. Die Kranken können in katatone Starre oder katatone Erregung verfallen, die manchmal über Wochen andauern. Gelegentlich versinken sie in einen Zustand schwerer Regression, indem sie gewindelt und gefüttert werden müssen wie Säuglinge oder Kleinkinder. Mary BARNES schildert eine solche Entwicklung in ihrer »Reise durch den Wahn«. Die Erlebnisqualitäten solcher Zustände nachzuvollziehen, erscheint fast aussichtslos. Wenn man sie sieht, will es einem unmöglich erscheinen, daß es unter solchen Bedingungen eine Heilung gibt. Um so faszinierter erlebt man mit, wie der säuglinghafte Psychosekranke wieder zum gesunden erwachsenen Menschen wird.

9 Therapie

*Die Therapie der Schizophrenie ist wohl
die dankbarste für den Arzt.*
E. BLEULER, 1911

Schizophrene Psychosen sind entgegen einem verbreiteten Vorurteil gut behandelbar. Sie sind durch Therapie nicht heilbar, so wie die Zuckerkrankheit nicht heilbar ist. Aber ihre Symptome sind gut zu beeinflussen, oft ganz zu beseitigen. Ihr Verlauf läßt sich durch konsequente Behandlung und Rückfallprophylaxe mildern. Ihre sozialen Folgen lassen sich abfedern und bei aktiver Mitarbeit der Kranken überwinden. Die Ergebnisse der Langzeituntersuchungen von M. BLEULER, von HUBER und Mitarbeitern und von MÜLLER und CIOMPI, in die die heutigen therapeutischen Möglichkeiten sich noch gar nicht niedergeschlagen haben (vgl. S. 1), sind eine Herausforderung an unser therapeutisches Engagement.

Die Entwicklung der modernen Psychiatrie nach dem Zweiten Weltkrieg hat die Möglichkeiten und Methoden der Schizophreniebehandlung entscheidend bereichert. Die Verbindung von Soziotherapie und Psychotherapie, die in der englischen Reformbewegung ihren ersten Höhepunkt Ende der vierziger Jahre erlebten, und die Entwicklung der Pharmakotherapie seit Mitte der fünfziger Jahre haben die BLEULERschen Feststellungen über die Chancen der Schizophrenietherapie bekräftigt. Wahr ist leider auch, daß nicht zuletzt die hartnäckigen Vorurteile gegenüber der Krankheit auch unter Ärzten dazu beitragen, daß die therapeutischen Möglichkeiten der Schizophreniebehandlung im Alltag immer noch nicht überall ausgeschöpft werden.

Ich will nicht so tun, als sei die Schizophrenietherapie ein Kinderspiel. Im Gegenteil, sie ist eine komplexe Angelegenheit, die Kenntnisreichtum und Erfahrung, Geduld und Engagement verlangt. Schizophreniebehandlung ist nichts für Therapieideologen.

Sie erfordert ein Zusammenwirken von psychotherapeutischen, pharmakotherapeutischen und soziotherapeutischen Ansätzen. Sie lebt von der Zusammenarbeit und der Auseinandersetzung mit den Kranken.

Der Behandlung hat die Diagnose vorauszugehen. Bei den Psychosen aus dem schizophrenen Formenkreis ist diese Forderung von besonderer Bedeutung, weil die moderne Pharmakotherapie die Symptomatik rasch und nachhaltig verändert.

Die nachträgliche Sicherung der Diagnose ist deshalb manchmal schon wenige Tage nach Behandlungsbeginn nicht mehr möglich. Eine falsche Diagnose hat deshalb schwerwiegende Konsequenzen. Die Schizophreniediagnose ist nur dann leicht zu stellen, wenn das Krankheitsbild eindeutig ist.

Es gibt aber einen breiten Grenzbereich zwischen Krankheit und Gesundheit, in dem selbst erfahrene Diagnostiker kein sicheres Urteil abgeben können. Bei Grenzzuständen, zu denen auch die sogenannten schizophreniformen Störungen gehören, darf nur eine Verdachtsdiagnose gestellt werden. Klarheit schafft dann nur die sorgfältige Beobachtung des weiteren Verlaufs.

Schizophrenietherapie: Balanceakt zwischen Beruhigung und Stimulierung

Die Behandlung schizophrener Kranker spielt sich zwischen Beruhigung der Krankheitssymptomatik, sozialer Stimulierung zur Vermeidung von Rückzug und Apathie und psychotherapeutischen Hilfen zur Verarbeitung des Krankheitserlebens ab. Somit wird die Schizophrenietherapie zu einem Balanceakt zwischen Beruhigung, die heute meist mit medikamentöser Unterstützung erfolgt, und Stimulierung durch soziotherapeutische Maßnahmen verschiedenster Art. Ich habe versucht, diesen Balanceakt mit Hilfe eines Schemas darzustellen (Abb. 6), in dem ich auch auf die gleichsinnige Wirkung von Medikamenten (Neuroleptika) und Asylierung zum Zweck der Beruhigung hinweise.

Auf der linken Seite dieses Schemas wird versucht, das Vorgehen bei Überwiegen der produktiven, der sogenannten Plus-Sympto-

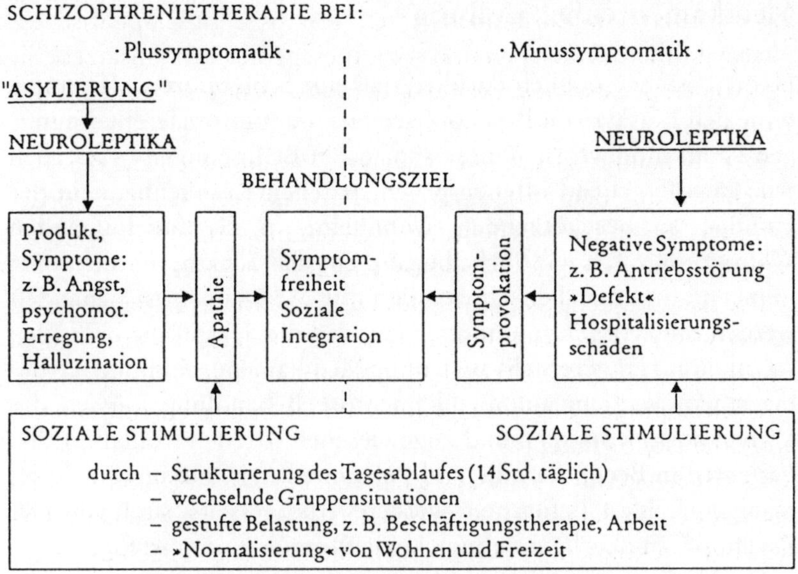

SCHIZOPHRENIETHERAPIE BEI:

· Plussymptomatik ·   · Minussymptomatik ·

"ASYLIERUNG"

NEUROLEPTIKA   NEUROLEPTIKA

BEHANDLUNGSZIEL

| Produkt, Symptome: z. B. Angst, psychomot. Erregung, Halluzination | Apathie | Symptomfreiheit Soziale Integration | Symptomprovokation | Negative Symptome: z. B. Antriebsstörung »Defekt« Hospitalisierungsschäden |

SOZIALE STIMULIERUNG   SOZIALE STIMULIERUNG

durch – Strukturierung des Tagesablaufes (14 Std. täglich)
       – wechselnde Gruppensituationen
       – gestufte Belastung, z. B. Beschäftigungstherapie, Arbeit
       – »Normalisierung« von Wohnen und Freizeit

Abb. 6: Behandlungsschema bei schizophrenen Psychosen

matik, darzustellen – etwa bei einer akuten Psychose mit Erregung, Angst, Halluzinationen und Denkstörungen; auf der rechten Seite das Vorgehen bei Überwiegen der negativen, der sogenannten Minus-Symptomatik – etwa bei antriebsgestörten hebephren oder bei dem durch langzeitige Hospitalisierung geschädigten chronisch Kranken.

Nun hat es sich gezeigt, daß es leichter ist, die produktive Symptomatik mit Hilfe von Medikamenten zu kontrollieren, als ausreichend soziale Stimulierung zu vermitteln. Unter ausreichend versteht der englische Psychiatriereformer Russel BARTON (1974) das Angebot eines vierzehnstündigen strukturierten Tagesablaufs an sieben Tagen in der Woche. Dieser Mangel vor allem ist es, der die einseitige medikamentöse Therapie in schlecht geführten psychiatrischen Einrichtungen zu einer Gefahr für die Patienten macht, indem sie nichts gewährt als – so ein gängiges Schlagwort – eine verordnete Anpassung.

Medikamentenbehandlung

Heute besteht Einigkeit darüber, daß eine Schizophrenie-Therapie ohne den Einsatz von Psychopharmaka unter normalen Bedingungen kaum möglich ist. Unter »normalen Bedingungen« verstehen wir: im weitgehend offenen psychiatrischen Krankenhaus, in der Familie, im beschützenden Wohnheim, in der beschützenden Wohngruppe. Ich will nicht behaupten, daß Schizophreniekranke immer und unter allen Umständen mit Medikamenten behandelt werden müssen. Ich räume auch ein, daß die Symptome bei vielen Kranken auf längere Sicht auch ohne Medikamente abklingen. Aber bei einem Verzicht auf medikamentöse Behandlung müssen der Verlust der erworbenen und zugewiesenen sozialen Rollen für den Patienten in Beruf, Familie und Bekanntenkreis und unverhältnismäßiges Leiden befürchtet werden. Andererseits sind von der Psychopharmakotherapie auch keine Wunder zu erwarten.

Die Medikamente, die zur Schizophrenietherapie eingesetzt werden, nennt man Neuroleptika. Es handelt sich um Substanzen mit unterschiedlicher chemischer Struktur, die in den Stoffwechsel der Botenstoffe (Transmitter) zwischen den Nervenzellen in bestimmten Regionen im Gehirn eingreifen – insbesondere in jenen des Neurotransmitters Dopamin. Die Neuroleptika sind seit vierzig Jahren bekannt. Erster Vertreter war das Chlorpromazin, dessen antipsychotische Wirkung Anfang der fünfziger Jahre in Paris zufällig entdeckt wurde. Seither hat die Psychiatrie einen langwierigen Lernprozeß im Umgang mit den erwünschten und unerwünschten Wirkungen dieser Medikamente absolviert.

Neuroleptika wirken spezifisch auf psychotische Symptome, ohne die Ursachen der Psychose zu beeinflussen. Neuroleptika haben in geringen Dosen auch beruhigende und schlafanstoßende Wirkungen. Sie führen auch in hoher Dosierung nicht zu einer Narkose. Andererseits haben weder Schlafmittel noch Tranquilizer mit den Neuroleptika vergleichbare Wirkungen auf psychotische Zustände. Insofern ist die im angelsächsischen Raum immer noch gebräuchliche Bezeichnung der Neuroleptika als »Major Tranquilizer« irreführend. Die Besonderheit der Neuroleptika ist die therapeutische Beeinflussung von manischen, schizophrenen und körperlich begründbaren Psychosen. Sie erreichen mehr als lediglich Beruhigung und Dämpfung, die auch durch Tranquilizer oder Hypnotika herbeigeführt werden könnten. Sie bewirken eine Besserung der teilweise quälenden psychotischen Symptome wie Verfolgungsangst, psychomotorische Erregung, Halluzinationen oder Denkstörungen. In niedriger Dosierung führen sie bemerkenswerterweise oft auch zu der Besserung sogenannter negativer Symptome wie Antriebsarmut und Apathie.

Es gibt vielfältige Vorstellungen davon, in welcher Weise die neuroleptische Medikation dem Kranken über die reine Symptomunterdrückung hinaus hilft. Am überzeugendsten scheint mir folgende zu sein. Sie macht ihn »dickfelliger«. Er reagiert weniger empfindlich auf Außen- und Innenreize. Da er durch sein Leiden verwundbarer ist als andere Menschen, hilft sie ihm, sich gelassener mit Konflikten in emotional aufgeladenen Situationen auseinanderzusetzen. Von der Hilfe bis zur Abstumpfung gegenüber Außen- und Innenreizen ist es nicht sehr weit; und hier liegt die Gefahr der Anwendung. Zu Einzelheiten sei auf die entsprechende Literatur verwiesen (z. B. meine »Medikamentenbehandlung bei psychischen Störungen«). Hier will ich mich auf einige allgemeine Ausführungen beschränken, die zum Verständnis der schizophrenen Psychosen und der Schizophreniekranken beitragen können.

Man unterscheidet allgemein zwischen sogenannten hochpotenten und niederpotenten Neuroleptika, wobei sich der Begriff der »Potenz« in erster Linie auf die Wirkungsintensität pro mg bezieht. Bekannteste und verbreitetste Vertreter der hochpotenten Neuroleptika sind Haloperidol (Haldol), Flupentixol (Fluanxol) und Fluphenazin (Dapotum), der niederpotenten Thioridazin (Melleril), Levopromazin (Neurocil, Nozinan), Perazin (Taxilan) und das veraltete nebenwirkungsreiche Chlorpromazin (Largactil). Daneben gibt es sogenannte atypische Neuroleptika mit speziellen Indikationen. Wichtigster Vertreter dieser Gruppe ist das Leponex (Clozapin). Hochpotente Neuroleptika wie Haloperidol sind geeignet, akute Symptome wie Angst, psychomotorische Erregung, Verfolgungsideen, Halluzinationen und Denkstörungen zu beeinflussen und das Leiden daran verhältnismäßig rasch zu mildern.

Das bedeutet keinesfalls, daß nach der Krankenhauseinweisung unverzüglich mit der Medikamentenbehandlung begonnen werden soll. Im Gegenteil: Häufig kommt es zu einer Beruhigung der akuten Symptomatik, wenn die Kranken aus dem heimischen Milieu herausgekommen und von den Umständen entlastet werden, unter denen sich ihr Zustand krisenhaft zugespitzt hat. Wo immer möglich, soll man besser warten. Diese Empfehlung bedarf allerdings einer Einschränkung: Es kommt vor, daß sich die Symptome und das Leiden mancher Kranker innerhalb von Stunden verschärfen. Dann ist ein weiteres Abwarten nicht zu verantworten.

Die Frage, welche Neuroleptika eingesetzt werden sollen, läßt sich entgegen dem ersten Anschein leicht beantworten. Die etwa 40 verfügbaren Neuroleptika unterscheiden sich mehr in ihren unerwünschten als in ihren erwünschten Wirkungen. Tatsächlich sind es auch die Nebenwirkungen, aufgrund welcher man sie in sogenannte hochpotente und niederpotente Neuroleptika unterteilt. Niederpotente Neuroleptika werden in 100-mg-Dosen verabreicht. Sie machen müde, wirken blutdrucksenkend und bewirken vegetative Symptome wie Schwitzen und Austrocknung der Schleimhäute, manchmal Darmträgheit und Störungen der Blasenfunktion.

Hochpotente Neuroleptika werden in Einzeldosen unter 10 mg gegeben. Ihre unerwünschten Wirkungen sind vor allem das Parkinsonoid – einer der Parkinsonschen Krankheit ähnliche Störung der Beweglichkeit –, eine unangenehme Bewegungsunruhe (Akathisie) sowie die sogenannte Frühdyskinesie, die sich in plötzlich eintretenden, dramatisch und mit Erschrecken erlebten Krämpfen der Hals-, Zungen- und Schlundmuskulatur niederschlagen. Diese Nebenwirkung läßt sich mit einem anderen Medikament, einem Antiparkinsonmittel, dem Akineton (Biperiden) rasch und zuverlässig beseitigen. Alle aufgezählten unerwünschten Wirkungen bilden sich mit Absetzen der Neuroleptika zurück. Eine Ausnahme bildet die bislang nicht genannte Spätdyskinesie, eine Störung der Beweglichkeit, die nach längerer Neuroleptika-Einnahme entstehen kann. Aus dieser Schilderung ist abzuleiten, daß Neuroleptika keine »harmlosen« Medikamente sind. Es bedarf guter Gründe, sie einzusetzen. Eine individuelle Risiko-Nutzen-Abwägung ist Voraussetzung dafür. Wie alle wirksamen Medikamente haben sie auch ihre unerwünschten Wirkungen. Andererseits sind auch Psychosen aus dem schizophrenen Formenkreis keine harmlosen Erkrankungen.

Weil die Neuroleptika sich im Grundsatz vor allem in ihren unerwünschten Wirkungen unterscheiden, kommt man im therapeutischen Alltag mit je einem hochpotenten und einem niederpotenten Neuroleptikum aus. Welches man wählt, ist eine Angelegenheit persönlicher Bevorzugung oder der Kliniktradition. Ich persönlich bevorzuge Haldol und Melleril, weil ich mit diesen beiden Medikamenten die umfassendsten Erfahrungen gesammelt habe.

Auch zur Dosierung will ich mich hier auf einige allgemeine Hinweise beschränken: 2 bis 6 mg Haldol täglich gelten als niedrige, 10 bis 15 mg als mittlere, 20 bis 30 mg als hohe Dosierung. Beim Melleril gelten 50 bis 150 mg als niedrige, bis 300 mg als mittlere und 400 bis 500 mg als hohe Dosierung. Was für den einzelnen Kranken die angemessene Dosis ist, hängt von der jeweiligen Situation, dem Akutheitsgrad der Psychose und der individuellen Empfindlichkeit ab. Allgemein kann man festhalten, daß in der akuten Psychose eher höhere Dosen erforderlich sind, in der Erhaltungstherapie und zur Rückfallprophylaxe eher niedrige. Bei nicht wenigen Kranken reichen in der akuten Psychose niedrige Dosen zur Angstvermeidung und zur subjektiv erwünschten allgemeinen Beruhigung.

Ziele der Medikamentenbehandlung

Ziel der medikamentösen Behandlung ist es, längerfristig die schizophrenen Symptome zu unterbinden oder doch wenigstens zu kontrollieren, ohne den Patienten sozial und emotional handlungsunfähig zu machen. Um das zu gewährleisten, ist es nach der Anfangsbehandlung notwendig, eine entsprechende Dosierung der Medikamente zu suchen. Günstigenfalls sollen die Medikamente von quälenden Symptomen befreien, ohne zu Apathie zu führen. Die Behandlung soll möglichst nebenwirkungsfrei verlaufen; ausreichender Nachtschlaf soll gesichert sein.

Dazu empfiehlt es sich, die Anfangsdosierung – wenn diese sich als ausreichend erwiesen hat – möglichst bald schrittweise wieder zurückzunehmen, um das vertretbare Minimum an Medikation auszutesten. Um den Schlaf sicherzustellen, empfiehlt es sich, die Abenddosis auf 21 oder 22 Uhr zu verschieben oder die Tagesmedikation ungleich mit Schwergewicht auf die Abendmedikation zu verteilen. Bei anhaltenden Schlafstörungen, bei anhaltenden quälenden oder ängstigenden Symptomen trotz ausreichender Dosierung, empfiehlt sich eine Ergänzungsmedikation durch ein niederpotentes Neuroleptikum.

Müdigkeit in der Anfangsphase der Behandlung ist in Kauf zu nehmen (mit den Kranken besprechen!). Sie kann an aufregenden und streßreichen Tagen und Wochen zu Behandlungsbeginn sogar erwünscht sein. Der Patient erlebt dann eine regressive Phase zu Hause oder im Stationsmilieu, aus der er sich mit Unterstützung der Therapeuten oder der Angehörigen allmählich wieder herausentwickelt. Nach der Anfangsphase ist allerdings darauf zu achten, daß mangelnder Antrieb und Apathie nicht noch durch Medikamente verstärkt werden. Teilnahme am Stationsgemeinschaftsleben, an der Beschäftigungstherapie und an anderen Aktivitäten sollen erreicht werden.

Bei vorherrschender Antriebsstörung und sozialer Zurückgezogenheit ist guter Rat immer noch teuer. Die wenigen Neuroleptika, die eine aktivierende Wirkung versprechen, bewirken in aller Regel nur innere Unruhe. Der Einsatz von Antidepressiva, der in solchen Fällen empfohlen wird, ist nicht ungefährlich. Er erreicht manchmal einen Umschlag der negativen in eine produktive Krankheitssymptomatik. Er ist in jedem Fall dem erfahrenen Therapeuten innerhalb der stationären Behandlung vorbehalten. Die größte Hoffnung bilden bei diesen Störungen immer noch hochpotente Neuroleptika (bei uns Haldol) in niedriger Dosierung (2–6 mg/ Tag). Die Hoffnung besteht hier in Ausnützung der »antiautistischen und antipsychotischen« Wirkung dieser Medikamente. Denn diese Grundstörungen müssen letztlich als Ursache der Antriebsstörung verstanden werden. Gleichzeitig ist soziale Stimulierung unabdingbar.

Wir müssen uns bewußt sein, daß die Kapitulation vor diesen Symptomen für die Ansammlung von Abertausenden von Langzeitpatienten mit Psychosen aus dem schizophrenen Formenkreis in der Vergangenheit in psychiatrischen Krankenhäusern und heute in Dauerwohnheimen verantwortlich ist. Hier sind Geduld und Beharrlichkeit am Platze, auch im Hinblick auf die medikamentöse Behandlung. Selbst bei richtiger Dosierung kann es Monate dauern, bis ein Optimum an Besserung erreicht ist.

Compliance bei Kranken mit schizophrenen Psychosen

Die Behandlung der Schizophrenie stützt sich auf psychotherapeutische Führung, auf soziotherapeutische Maßnahmen und auf Medikamente. Diese unterdrücken die psychotischen Symptome. Sie helfen dem Betroffenen, mit seiner Krankheit zu leben. Zugleich verbessern sie die Chance für die psychotherapeutische Behandlung. Deswegen ist die Compliance – die zuverlässige Einnahme der Medikamente – von großer Bedeutung. Allerdings ist seit langem bekannt, daß diese bei psychotischen Patienten noch mehr zu wünschen übrigläßt als bei anderen Kranken mit chronischen Störungen. Häufige Rückfälle und ein ungünstiger Krankheitsverlauf sind die Folge. Es ist üblich, die fehlende Kooperation der Patienten auf die Krankheit zurückzuführen. Tatsächlich beeinträchtigt die Schizophrenie den Willen, den Antrieb und die Ausdauer, nicht selten auch die Fähigkeit, wichtige und weniger wichtige Dinge voneinander zu unterscheiden. Auf der anderen Seite steht fest, daß die antipsychotischen Medikamente, die Neuroleptika, unangenehme Nebenwirkungen haben.

Die unangenehmen Erfahrungen der Kranken mit Neuroleptika müssen von den Therapeuten sehr ernstgenommen werden. Sie sind keineswegs Ausdruck der gestörten Psychose, sondern entsprechen einer inneren Realität in Form von vorübergehenden neurologischen Symptomen. Am schwersten leiden die Patienten offenbar unter der sogenannten Akathisie, einer Bewegungsunruhe vor allem in den Beinen, die es den Betroffenen schwermacht, still zu sitzen und zu liegen. Die Kranken wissen sehr genau zwischen dieser Störung und der typischen psychosebedingten inneren Unruhe zu unterscheiden.

Wenn ein Patient mit einer schizophrenen Psychose auf die Behandlung mit Mißstimmung reagiert, läßt sich voraussagen, daß er diese über kurz oder lang abbrechen wird. Deswegen muß der Therapeut die neuroleptische Behandlung so gestalten, daß die Nebenwirkungen möglichst gering sind. Lassen sie sich nicht vermeiden, kommt es darauf an, daß durch medikamentöse Umstellung und intensive Beratung eine andere Haltung zum Medikament erreicht wird.

Psychotherapie

Die Psychotherapie Schizophreniekranker ist ein Kapitel für sich – ein unrühmliches, wie das Märchen von der »schizophrenogenen« Mutter. Lange Zeit hat sich ein schier unausrottbares Vorurteil als psychiatrische Lehrmeinung gehalten: daß schizophrene Kranke einer Psychotherapie nicht zugänglich seien, ja, daß sie darunter eher Schaden nähmen, als daß sie ihnen hülfe. Das hat damit zu tun, daß der Begriff der Psychotherapie in den letzten Jahrzehnten zunehmend von der Psychoanalyse und der tiefenpsychologisch orientierten Psychotherapie besetzt worden ist – Verfahren, die konfliktorientiert und »aufdeckend« arbeiten und somit eine Belastung für die Kranken mit sich bringen. Aber Psychotherapie ist nicht nur Psychoanalyse. Psychotherapie ist auch empathische Zuwendung, Unterstützung und Führung, Zuhören und Beraten sowie Training im Sinne von Verhaltenstherapie. Psychotherapie ist neben der Konfliktbearbeitung alles dies zusammen. *Schizophreniekranke haben neben den Symptomen ihrer Störung vielfältige Lebensprobleme, bei deren Bewältigung sie psychotherapeutischer Hilfe und Führung bedürfen. Niemand benötigt so dringlich Psychotherapie wie die Schizophreniekranken.*

Richtig ist, daß Psychotherapie bei Schizophreniekranken pragmatisch und flexibel gestaltet werden und Rücksicht auf den jeweiligen Seelen- und Gesundheitszustand des Kranken nehmen muß. Aber dies ist nicht anders als bei Neurosekranken – möglicherweise nur schwieriger. Im übrigen ist im Intervall zwischen den Krankheitsepisoden gelegentlich durchaus auch eine konfliktorientierte Psychotherapie möglich und notwendig. Gerade junge Menschen, die an Schizophrenie erkrankt sind, bedürfen der Entwicklung von

Einsicht in ihr seelisches Dasein. Sie benötigen Unterstützung bei der Selbstprüfung, bei der täglichen Konfrontation zwischen erlebter Welt und äußerer Realität. Die Erfahrung der Psychose hat die Selbstverständlichkeit erschüttert, mit der wir andere dies tun, es tun können. Psychotherapie ist für sie Hilfe zur Ich-Findung, Hilfe zur Abgrenzung von anderen Menschen und deren persönlichen Wertsystemen. Psychotherapie ist für sie Hilfe bei der Prüfung und Bewältigung der Wirklichkeit.

In diesem Zusammenhang sei darauf verwiesen, daß Psychotherapie bei schizophrenen Psychosen eine Tradition hat – eine lange Tradition auch und besonders in Form der psychoanalytischen Psychotherapie, wie sie im deutschsprachigen Raum von G. BENEDETTI, Christian MÜLLER, W. Th. WINKLER und anderen, vor allem aber von Frieda FROMM-REICHMANN in Chestnut-Lodge in den USA vorangetrieben worden ist. Manche Einsichten der früheren psychotherapeutischen Arbeit mit schizophrenen Kranken sind angesichts der anfänglichen Euphorie der Psychopharmaka-Ära in Vergessenheit geraten oder doch in den Hintergrund getreten. Deshalb lohnt es sich, der historischen Entwicklung nachzugehen.

Frieda FROMM-REICHMANN (1939) unterscheidet drei Phasen der Entwicklung der analytischen Psychosentherapie:
1. eine des Verstehens, aber unmäßigen Deutens;
2. eine Kontaktaufnahme mit dem Kranken;
3. eine Phase, in der man gelernt habe, wie diese Kontaktaufnahme zu handhaben sei.

Die Entwicklung der analytischen Psychotherapie schizophrener Psychosen ist eng an die ursächlichen Vorstellungen von der Schizophrenie gebunden. Eine konsequente Psychotherapie psychotischer Patienten kann auf dieser Grundlage nur betreiben, wer von der ausschließlichen psychischen oder sozialen Verursachung der Krankheit überzeugt ist. Ziel der analytischen Durcharbeitung sind Elemente der Psychose, die als erlebnisbedingt aufgefaßt werden. Dabei handelt es sich vor allem um die affektiven Störungen beim Schizophrenen, den Autismus, die Regression, die Depersonalisation und die Ambivalenz. Die Untersuchungen dieser Störungen haben ergeben, daß ihre Verknüpfung mit früheren Entwicklungsstadien der Persönlichkeit möglich ist.

Dazu schreibt Christian MÜLLER in seinem Handbuchbeitrag zur Psychotherapie der endogenen Psychosen (1972), auf den ich mich hier im wesentlichen stütze:

»So nimmt die Psychoanalyse an, daß der Autismus eine Abwehr, einen Schutz darstellt vor der Alternative, sich der Realität total zu bemächtigen oder aber von ihr überwältigt und vernichtet zu werden. Der Schizophrene benützt die Regression, um sich vor unlösbaren Konflikten zu schützen, er gehorcht dem Gesetz der Wiederholung und des Alles oder Nichts.
Der Schizophrene ist in extremer Weise narzißtisch, er hängt mehr als andere Menschen vor der Beziehung zu einem Idealobjekt ab. Sein Ich ist nicht in normaler Weise strukturiert, es ist nicht zu einer Uridentifikation gekommen. Die Beziehung zum Idealobjekt hat nicht zur Bildung eines stabilen ›Ich-Kerns‹ geführt, so daß der Kranke stets auf ein äußeres Idealobjekt angewiesen ist.«
»Die Psychose wird manifest, wenn diese Beziehung aus äußeren Gründen unterbrochen wird, daß heißt, wenn entweder ein ›Verlust‹ des Idealobjekts eintritt oder wenn eine narzißtische Kränkung durch reaktive Mobilisierung aggressiver Tendenzen diese Verbindung unterbricht« (W. LOCH).

Hier haben wir eine psychodynamische Erklärung dafür, warum Phasen des Umbruchs im persönlichen Leben besonders häufig mit dem Ausbruch schizophrener Psychosen einhergehen: Trennung vom Elternhaus, Schulentlassung, Abschluß der Lehre, Beginn des Wehr- oder Ersatzdienstes, Heirat, Partnerverlust.
Lange Zeit wurde die »pathogene« Haltung der Mutter als maßgeblich für die Entstehung der Psychose angesehen. Inzwischen ist jedoch fraglich, ob es sich bei jenen Schädigungen, die die normale Ich-Entwicklung beim späteren Schizophrenen verhindert, um echte Mängel oder um Folgen fehlgerichteter Triebentwicklungen handelt. Das hat Konsequenzen für unterschiedliche therapeutische Ansätze, etwa dem Versuch des Ausgleichs erlittener Mängel durch symbolische Realisation oder dadurch, »die versäumte Integration des Idealobjekts zu erreichen. Durch die Aktualisierung der Angst im Kontakt mit dem Therapeuten – auf verbaler, aber auch auf präverbaler Ebene – kommt es zum Aufbau neuer, stabilerer Introjekte (LOCH 1965). Der Kranke kann in der Beziehung zum

Arzt neue Lebenserfahrungen machen, und es kommt zu einer ›strukturaufbauenden Therapie‹« (MÜLLER 1972).

Christian MÜLLER betont mit Recht, daß sich diese Art des Vorgehens nicht grundsätzlich von der Neurosenpsychotherapie unterscheidet. In der Praxis sind allerdings einige wesentliche Besonderheiten zu beachten. Fast alle schizophrenen Patienten sind mit anderen Behandlungsmethoden vorbehandelt. Im übrigen muß der Therapeut damit rechnen, daß der Patient Phasen von ambulanter und stationärer Unterbringung während der Psychotherapie durchmachen wird. Der Therapeut muß die Gewißheit haben, daß er die Therapie nicht aufgrund von äußeren Umständen vorzeitig abbrechen wird, da dies für den Kranken eine Wiederholung traumatischer Erlebnisse bedeuten könnte, die für die Entwicklung der Psychose mitverantwortlich waren. Der Therapeut muß in seiner Bereitschaft zum zeitlichen Einsatz flexibel sein, da er damit rechnen muß, daß der Kranke sich nicht an Termine halten kann. Und er muß sicher sein, daß er die Behandlung während etwaiger stationärer Intervalle weiterführen kann. Zu den Anforderungen an den Therapeuten sei noch einmal Christian MÜLLER zitiert:

»Die Psychotherapie eines psychotischen Menschen durchzuführen, gehört zu den schwierigsten Aufgaben, vor die sich ein Psychiater gestellt sehen kann. Zahlreich sind die Anforderungen, die an ihn gestellt werden. BETZ verlangt, daß er wohlwollend, fest und gerecht sei. SULLIVAN fordert, daß er die Fähigkeit habe, ein gerütteltes Maß an Versagung auszuhalten. EISSLER betrachtet als eine der wichtigsten Eigenschaften, emotionales Mitschwingen mit Objektivität zu vereinigen. Der letztere Punkt scheint auch mir von hervorragender Bedeutung zu sein. Immer wieder kommt es vor, daß jüngere enthusiastische Therapeuten sich unter Anspannung aller Kräfte in eine Therapie stürzen und wohl auch – getragen von ihrem Impetus – Anfangserfolge aufweisen. Ohne kritisches Wissen um die Bedeutung der neuauftauchenden Inhalte, ohne die Fähigkeit, die Bedeutung ihrer eigenen Person im Erleben des Kranken richtig zu erfassen, werden sie sich jedoch bald in unlösbare Schwierigkeiten verstricken. Andererseits ist eine wissenschaftlich distanzierte Haltung, auch bei vollkommener Beherrschung aller theoretischen Elemente, geeignet, jede fruchtbare Arbeit zu verhindern.«

Übertragung und Gegenübertragung, Agieren, Deuten und der Widerstand des Kranken spielen in der Psychosentherapie eine andere Rolle als bei der Behandlung von Neurotikern. Von besonderer Bedeutung ist die Tatsache, daß Schizophrene in der Übertragung oft ein feines Gefühl für die Schwächen des Therapeuten entwickeln und ihn genau dort angreifen. Aus der Übertragungsneurose wird die Übertragungspsychose. Entsprechend »wohnt der Behandlung Schizophrener beinahe immer ein dramatischer Aspekt inne« (BENEDETTI), der sich im Agieren des Patienten niederschlägt. Auch die Deutung hat einen anderen Stellenwert:

»Aus zahlreichen Erfahrungen wissen wir, daß beim Psychotiker das Deuten nicht den gleichen Sinn des zur Heilung führenden Bewußtmachens eines verdrängten Inhaltes hat wie beim Neurotiker. Zudem liegt es ja gerade im Wesen der Schizophrenie, daß Inhalte, die beim Neurotiker verdrängt sind, offen daliegen. So kann der Psychotiker oft in wildschweifenden Bildern von seinen inzestuösen Wünschen und Phantasien berichten, er kann hemmungslose Todeswünsche kraß aussprechen und aller Tabus spotten« (MÜLLER 1972).

Ein besonderes Problem bei der Behandlung von Psychosekranken ist es, daß die therapeutische Absicht des Arztes dem Kranken zu Beginn oft nicht klar ist. Das äußert sich in einer Widerstandshaltung, die als Schutz vor einer allzu großen Empfindsamkeit und Abhängigkeit zu verstehen und zu respektieren ist. Das bedeutet letztlich, daß auch der Widerstand des Psychosekranken anders zu beurteilen ist als der Neurosekranken. Ein unvorsichtiger Abbau des Widerstandes kann den völligen Zusammenbruch herbeiführen. Schließlich sind Nähe und Distanz zu anderen Menschen für den Schizophrenen ein besonderes Problem: die Unfähigkeit, Abstand zu halten auf der einen Seite, der Rückzug in die Isolierung auf der anderen.

MÜLLER betont, für Gruppentherapie, die Familientherapie und die Soziotherapie (die Psychotherapie im weitesten Sinne sei) gelten die gleichen theoretischen Grundlagen wie für die Einzelpsychotherapie Schizophrener. Eine Kombination mit somatischen Therapieverfahren, insbesondere mit der Medikamentenbehandlung ist möglich. Die Ära des Entweder/Oder ist längst überwunden. »Eine einleuchtende Erklärung dieser exklusiven Haltung war ja auch nie gegeben worden.« Dazu noch einmal Christian MÜLLER:

»Es wird heute im klinischen Bereich durchwegs kombiniert behandelt nach dem Prinzip, daß nichts außer acht gelassen werden dürfe, das in irgendeiner Weise dem Kranken nützlich sein könne. Gewiß wird nach wie vor je nach der grundsätzlichen Einstellung der Verantwortlichen die Akzentsetzung verschieden sein. Während in der einen Institution die somatische Therapie den ersten Rang einnimmt und die Psychotherapie als akzessorisches Hilfsmittel betrachtet wird, ist die Situation andernorts gerade umgekehrt. Das Hauptgewicht wird auf die Psycho- und Soziotherapie im weitesten Sinne gelegt und die Somatotherapie nur als Unterstützung betrieben. Da die Somatotherapie keinesfalls etwas Einheitliches ist, gilt es immerhin auch zu differenzieren.«

Ich habe mit diesem Abschnitt unter enger Anlehnung an Christian MÜLLERS Überlegungen einen Einblick in die analytisch orientierte Psychotherapie bei schizophrenen Kranken gegeben, mit dem Ziel, zum Verständnis dieses einen Ansatzes beizutragen. Ich habe keine Handreichung zu ihrer Durchführung versucht. Diese bleibt dem Band über die Behandlung schizophrener Kranker vorbehalten.

Soziotherapeutische Hilfen

Psychische Erkrankungen sind im Zeitablauf vielfach Schwankungen unterworfen. Das hat Auswirkungen auf die Selbstverwirklichungsmöglichkeiten der Betroffenen. Das gilt vor allem für jüngere Kranke mit schizophrenen Psychosen. Wegen der sozialen Folgeschäden und den tiefgreifenden Störungen im zwischenmenschlichen Bereich bedürfen chronisch psychisch Kranke über die medizinische Betreuung hinaus umfassender Betreuungsangebote.

Die Psychiatrie kann ihre Patienten vielfach nicht heilen. Diesen Mangel teilt sie mit der übrigen Medizin. Aber sie kann den meisten zu einem verhältnismäßig beschwerdefreien Leben im eigenen Lebensumfeld verhelfen. Das mag nicht genug sein; aber die Schizophrenie ist nicht dem Schnupfen, die manisch-depressive Krankheit nicht den Masern vergleichbar – eher dem Diabetes oder dem Rheuma. Und das, was die Psychiatrie mit ihren therapeutischen Methoden heute theoretisch kann, ist weit mehr, als im Alltag auf der Grundlage der vorhandenen psychiatrischen Versorgungsangebote ausgeschöpft wird.

Das hängt auch damit zusammen, daß die besonderen Merkmale und Folgeerscheinungen psychischer Krankheit oft nicht ausreichend beobachtet werden. Bei ihrer Darstellung werde ich mich in den folgenden Abschnitten eng an die Ausführungen der Expertenkommission der Bundesregierung zur Reform der Psychiatrie (1988) orientieren:

- Kontaktstörungen in unterschiedlicher Ausprägung
- Minderung oder Verlust sozialer Bezüge zur Familie und zum weiteren Umfeld, vor allem im Verlauf langdauernder Krankheitsaufenthalte
- Einschränkung oder Verlust der Fähigkeiten, den Lebensalltag aus eigener Kraft und Einsicht zu bewältigen
- vorübergehender oder dauernder Verlust bzw. Einschränkung der Erwerbsfähigkeit
- Einschränkung der Fähigkeit, sich um angemessene Hilfen zu bemühen
- Gefahr, sozial isoliert und gesellschaftlich ausgegliedert zu werden, nur unzureichende Hilfen zu bekommen und mangels ausreichender Behandlung und Untersützung immer wieder Rückfälle zu erleiden.

Hilfen zur Behebung, Besserung oder Milderung der Krankheitserscheinungen und Krankheitsfolgen müssen entsprechend den Schwerpunkten der Funktionsstörungen und in vielen Lebensbereichen angeboten werden.

1. Behandlung, Pflege, Rehabilitation;
2. Wohnen: Dazu gehört die Förderung familiärer Wohnformen, der Aufbau beschützender Einzelwohnung und Wohngruppen sowie kleinen Wohn- und Übergangsheimen.
3. Arbeit: Dazu gehört berufliche Rehabilitation, wo immer möglich; beschützende Arbeitsplätze, wo erforderlich; die Initiierung von Selbsthilfebetrieben sowie begleitende Hilfen im Beruf.

4. Teilhabe am gesellschaftlichen Leben: Dazu gehört die Unterstützung bei der Teilnahme am Leben der Gemeinschaft der Gesunden, Hilfen zur Strukturierung des Alltags, insbesondere des Tages, Förderung beim Aufbau zwischenmenschlicher Beziehungen, Freizeitangebote und schließlich von Angeboten im Bereich von Sport und Kultur.

Neben diesem nach Bereichen geordneten Hilfekatalog hat sich eine Terminologie eingebürgert, die, bezogen auf Zeitpunkt, Anlaß und Art der Interventionshilfen aus verschiedenen Bereichen miteinander koppelt: Nachsorge und Krisenintervention.

»Aufsuchende Hilfe«

Damit die Hilfen diejenigen, die ihrer bedürfen, auch erreichen, müssen sie in einer offenen und zugänglichen Form angeboten werden; dazu gehört, daß die Dienste die Möglichkeiten haben, sie auch *aufsuchend* zu erbringen, auch im Rahmen häuslicher Betreuung und Pflege. Die Präsentation der Hilfsangebote muß aber den Betroffenen die Freiheit lassen, von ihnen keinen Gebrauch zu machen oder sie abzulehnen. (Eine Ausnahme ist in den Fällen gegeben, in denen das Unterbringungs- oder Betreuungsrecht bestimmte Hilfeleistungen auch gegen den Willen des Kranken sanktioniert.)

Unerläßlich ist eine *Koordination* der jeweils in Anspruch genommenen Hilfen, unabhängig davon, ob sie sich auf Einzelfälle oder auf Gruppen von Kranken und Behinderten beziehen. Das macht eine fallübergreifende *Zusammenarbeit* der hilfeleistenden Dienste erforderlich. Unumgänglich ist auch die Einbeziehung der Familie und des sozialen Umfeldes in Abhängigkeit vom Schweregrad der Krankheit und der mit ihr verknüpften sozialen Konflikte bei jeder Form von Hilfeleistung.

Die in den verschiedenen Bereichen der Versorgung tätigen psychiatrischen Dienste und niedergelassenen Ärzte können sich bei der Wahrnehmung ihrer Aufgaben nicht auf den Einzelfall und auf Patientengruppen bezogenen Hilfe beschränken. Sie vervielfältigen ihre Hilfsangebote, indem sie nichtpsychiatrische Institutionen und Stellen, unmittelbar oder mittelbar an der Versorgung und

Unterstützung zu Hilfeleistungen auch spezifischer Art befähigen und Selbsthilfepotentiale mobilisieren sowie die Bevölkerung zur Mitarbeit (freiwillige Helfer, Laienhelfer) aktivieren.

Schlußbemerkung

Das vorliegende Kapitel vermittelt einen Einblick in die Therapie Schizophreniekranker. Es ist keine Anleitung zur Behandlung. Eine solche werde ich in einem zweiten Band vermitteln. Der medikamentösen Therapie sind überdies die Kapitel 11 bis 16 (S. 149–247) meines ebenfalls im Psychiatrie-Verlag erschienenen Buches *Medikamentenbehandlung bei psychischen Störungen (10. Aufl., 1993)* gewidmet.

10 Die Behandlung mitgestalten. Die Kranken

Verhandeln statt behandeln.
Motto der Gründungsversammlung des
Bundesverbandes der
Psychiatrie-Erfahrenen 1992

Kranke sind Menschen. Psychisch Kranke sind nie nur krank. Mag ihr Leiden noch so schwer sein, sie sind nie ausschließlich Objekt der Bemühungen Dritter, seien es Angehörige oder Therapeuten. Sie sind immer auch handelnde Personen; und als solche verdienen sie Respekt. In der Begegnung mit der Psychiatrie vermissen sie diesen allzuoft.

Fragt man Psychosekranke nach ihren Erfahrungen mit psychiatrischem Fachpersonal, welcher Berufsgruppe auch immer, so hört man in bedrückender Einförmigkeit immer wieder folgende Vorwürfe:

- Ihr hört uns nicht zu.
- Ihr berücksichtigt unsere Bedürfnisse nicht; ihr behandelt uns, ohne mit uns darüber zu verhandeln, in welcher Weise.
- Ihr werdet viel zu schnell handgreiflich; ihr wendet viel zu rasch Zwang an.

In einer ersten Begegnung zwischen Psychosekranken, Psychoseerfahrenen und Fachleuten 1991 im Rahmen einer Tagung in Irsee war dies das Fazit fast aller Arbeitsgruppen. Es bietet reichlich Anlaß zum Nachdenken.

Tatsächlich befinden wir uns in einer Falle. Einerseits sehen wir die »Krankheitsuneinsichtigkeit« als häufigen Bestandteil schizophrener Symptomatik an. Andererseits wissen wir, daß die Patientencompliance, die Bereitschaft des Kranken, mit uns bei seiner Behandlung und an seiner Genesung zusammenzuarbeiten, eine Grundvoraussetzung für einen langfristig positiven Verlauf der

Störung ist. Das gilt für die Medikamentenbehandlung. Das gilt aber auch für Psychotherapie, Soziotherapie und Rehabilitation. Behandlung gegen den Willen mit allen ihren Problemen ist ausnahmsweise im akut psychotischen Zustand möglich. Auch dort sollte sie vermieden werden, wo immer möglich. Mit anderen Worten: *Verhandeln statt behandeln* oder *erst verhandeln und dann behandeln*, ist die Grundvoraussetzung jeder erfolgversprechenden Therapie Psychosekranker.

Diese Leitlinie nimmt ihren Anfang in der beginnenden Psychose. Sie setzt sich fort bei der Entscheidung zur Klinikeinweisung und in der Aufnahmesituation. Sie nimmt ihren Fortgang in der Phase der Konsolidierung durch Beratung und Verhandeln über Art und Höhe der Medikamente, geeignete soziotherapeutische Maßnahmen, Schritte der Rehabilitation, Entlassung und Nachbetreuung. »Doctor knows best«, die Devise der paternalistischen Medizin, ist genauso überholt wie »mother knows best« in der Erziehung. Wir »Fachleute« wissen nicht immer, was für die Kranken am besten ist; und wenn wir es wissen, können wir ihnen nur selten ersparen, eigene Erfahrungen zu sammeln. Nur in der akuten Risikosituation sind wir ausnahmsweise berechtigt, sie davor zu bewahren.

Medikamentenbehandlung selbst bestimmen

Ich will versuchen, an einigen kritischen Punkten der Kooperation zwischen Therapeuten und Kranken zu erläutern, was ich meine.

Der erste Eckpunkt ist der Beginn der Pharmakotherapie in der akuten Phase der Psychose. Seit wir die Möglichkeit haben, akute Symptome zu beeinflussen, ja sie mit Hilfe von Neuroleptika zu unterdrücken, ist die Versuchung groß, dies mit allem Nachdruck zu tun. Wir glauben, damit im Sinne unserer Patienten zu handeln. Wir übersehen dabei manchmal, daß diese die Erfahrung ihrer Krankheitssymptome brauchen, um zu begreifen, was mit ihnen verändert ist, was mit ihnen los ist. Wenn die Symptome zu rasch verschwinden, nehmen wir ihnen möglicherweise die Chance, die Psychoseerfahrung zu verarbeiten. Zudem beschwören wir die Gefahr herauf, daß die Kranken die Nebenwirkungen unserer Medikamente von Anfang an als schlimmer erleben als die Symptome ihrer Krankheit. Damit können die Chancen einer konstruktiven Zusammenarbeit oder Medikamentenbehandlung auf Dauer vergeben sein.

Die Mitbestimmung bei Art und Höhe der Medikation ist die Grundlage für eine vertrauensvolle Medikamentenbehandlung, die ja oft über Monate oder Jahre andauern wird. Medikamente wirken unterschiedlich auf die Kranken; das ist eine Binsenwahrheit. Nebenwirkungen sind unterschiedlich ausgeprägt. Sie werden aber auch unterschiedlich gut vertragen. Manche Kranke sind eher bereit, ein gewisses Maß an Müdigkeit in Kauf zu nehmen als das Gefühl der Versteifung ihrer Muskulatur. Bei anderen ist es gerade umgekehrt. Bei manchen findet man durch Zusammenarbeit eine nebenwirkungsfreie oder nebenwirkungsarme Kombination, die durch allein »objektive« Beurteilung nie zu erreichen gewesen wäre. Manche Patienten schlagen vor, am Wochenende mehr Medikamente zu nehmen, weil sie diese Zeit als besonders belastend erleben. Andere schlagen eine Verminderung der Dosis vor, weil sie am Wochenende entspannt sind und dann bei ihren Freizeitaktivitäten weniger gedämpft sind. BUCHKREMER (1992) hat jüngst seine positiven Erfahrungen mit der Patientenmitbestimmung bei der Pharmakotherapie dargestellt. Einige eigene Beispiele unterstreichen die oben vorgetragenen Überlegungen.

Eine junge Studentin wurde nach einem Klinikaufenthalt mit wenig Haloperidol symptomfrei, lebens- und studierfähig. Sie drängte, auch unter dem Einfluß ihres Freundes und ihrer Kommilitonen, auf rasche weitere Reduktion und schließlich auf Absetzen der Medikamente. Die Symptome kehrten bald zurück. Sie mußte wieder in die Klinik aufgenommen werden. Wenige Wochen nach der Entlassung begann das Spiel von neuem – mit dem gleichen Ergebnis, nur daß wir diesmal eine Klinikaufnahme vermeiden konnten. Nach der dritten Krise – und nach anderthalb Jahren – vereinbarten wir schließlich, daß sie unter Haloperidol ihr Examen machen würde. Kaum hatte sie das hinter sich, nahm sie keine Medikamente mehr ein. Wir waren uns über die Risiken im klaren, aber sie schienen mir und ihr vertretbar zu sein. Es dauerte nur wenige Wochen, bis sie erneut zur Aufnahme kam. Erst jetzt begann sie zu begreifen, daß sie auf Medikamente angewiesen war.

Ein anderes Beispiel:

Ein jüngerer Lehrer, der vorzugsweise in den Ferien immer wieder in psychotische Krisen geraten ist, die nach Klinikbehandlung regelmäßig zu einer vollen Wiederherstellung geführt haben, lehnt eine Dauermedikation ab. Er lernt es im Lauf der Zeit, sich so zu beobachten, daß er die beginnenden Krisen bei lockerem Telefonkontakt mit dem Therapeuten schließlich durch Selbstmedikation abfangen kann.

Diese Beispiele betreffen Patienten, bei denen Symptomfreiheit erreichbar ist. Das ist bei vielen anderen in unseren Ambulanzen nicht der Fall. Sie sind oft Kranke, bei denen besonders hohe Dosen Neuroleptika über besonders lange Zeit verabreicht worden sind. Ich meine, für diese Patienten bedarf es besonderer Behandlungsstrategien, besonderer Akzente der Risiko-Nutzen-Abwägung für die Langzeitbehandlung mit Medikamenten – letzten Endes auch, weil diese Gruppe der besonderen Gefahr unterliegt, Spätdyskinesien zu entwickeln. Hier gilt es, mit den Patienten zu klären, wieviel an Symptomatik sie ertragen können und wieviel an Medikamentennebenwirkungen sie auf sich nehmen wollen.

Verletzlichkeit erkennen

Es gibt Kranke, die ganz gut mit ihren Stimmen leben können; andere erleben sie als unerträglich. Diese subjektive Seite muß zumindest bei Therapieresistenz der Symptomatik zum Handlungskriterium werden. Es scheint so zu sein, daß die Gruppe der Kranken, die nach vielfältigen vergeblichen Versuchen der Medikamentenbehandlung nun ohne Neuroleptika leben, unter unseren Patienten im Zunehmen begriffen ist. Das mag nicht zuletzt daran liegen, daß unsere therapeutische Wut im Verlauf des vergangenen Jahrzehnts abgenommen hat, daß wir gelernt haben, die Grenzen des Machbaren besser wahrzunehmen und zu respektieren und daß wir das Symptom nicht mehr nur als Ärgernis für den Kranken und den Psychiater wahrnehmen, sondern zugleich als Eigenart, als Teil der Biographie des betroffenen Menschen.
    Es wird deutlich, daß biographische Situation, Krisen in der

Herkunftsfamilie, in Partnerschaft und Beruf im Ineinandergreifen mit der Krankheit Schwankungen im Befinden der Kranken hervorrufen. Und das Dilemma, das sich immer wieder auftut, ist bisweilen nicht ohne merkwürdige Züge: Eine junge Frau z. B., die immer wieder unter unerträglicher psychotisch induzierter Angst leidet, ist symptomfrei, wenn sie nicht zur Arbeit geht. Die Angst kehrt wieder, wenn sie ihre Berufstätigkeit wiederaufnimmt – auch nach Arbeitsplatzwechsel, auch in einer stützenden und beschützenden beruflichen Umgebung. Sie möchte aber arbeiten gehen. In das gleiche Dilemma geriet diese Patientin in einer Übergangszeit übrigens, als sie sich auf die Partnerschaft mit ihrem künftigen Mann einließ. Ähnliche Erfahrungen hatte sie bereits früher gemacht, wenn sie mehr als nur oberflächlich Kontakt zu Männern knüpfte. Sie konnte ganz klar formulieren, daß sie deswegen darauf nicht verzichten wollte, und machte selber den Vorschlag, es einmal mit einer kurzzeitigen Erhöhung der Medikation zu versuchen. Mit Erfolg.

Erfahrungen mit der Medikation zu sammeln, gehört zu den weniger komplizierten Dingen, mit denen Psychosekranke konfrontiert sind. Es gibt vieles andere, das schwieriger zu lernen ist. Das beginnt für viele mit der bitteren, kaum zu ertragenden Erfahrung, daß die Psychose mit dem Abklingen der Symptomatik und der Konsolidierung nicht zu Ende ist: mit dem Begreifen, daß die Therapeuten mit ihren weisen Sprüchen doch recht hatten, daß die Psychose möglicherweise ein Leiden auf lange Zeit ist, mit dem zu leben man lernen muß. Solches Lernen ist möglich.

Viele Psychosekranke lernen, ihre eigene Vulnerabilität einzuschätzen, Situationen zu erkennen, in denen sie besonders verletzlich sind, und diese zu meiden. Für die einen ist das übermäßige Nähe anderer Menschen, manchmal auch in Gestalt belangloser Geselligkeit. Für die anderen ist es Einsamkeit und Isolation von sozialen Kontakten. Für die einen sind es die überflutenden Lichtreize abendlicher Städte in der Rush-hour. Für andere ist schon die Hintergrundmusik im Radio zuviel. Wieder andere benötigen die unverbindliche Teilhabe am gesellschaftlichen Leben in großen Städten durch Beobachtung und Dabeisein. Nicht wenige schaffen es, die Arbeitssituation zu identifizieren und zu finden, in der sie sich wohl fühlen und ihre Pflichten erledigen können.

Wenn alles dies möglich ist, wenn viele Psychosekranke ihren eigenen Weg finden können, muß es auch möglich sein, anderen dabei zu helfen. Voraussetzung dafür ist, daß wir Fachleute es auch lernen, auf Belastungsfaktoren zu achten, sie zu erkennen und mit den Kranken darüber zu sprechen. In der Sprache der Wissenschaft, formuliert von I. THURM und H. HÄFNER (1991), liest sich das folgendermaßen:

»Insgesamt bestätigen unsere Ergebnisse die Anwendbarkeit des Konzepts der Krankheitsbewältigung, das ursprünglich für somatische Erkrankungen entwickelt wurde, auf eine rückfällige oder chronische psychische Erkrankung wie die Schizophrenie. Dabei sind allerdings einige Besonderheiten dieser Erkrankung zu berücksichtigen. Wie auch die Ergebnisse der wenigen bisher zum Thema durchgeführten Studien zeigen, ist der Früherkennung von Krankheitssymptomen und der Krankheitseinsicht der Patienten besondere Bedeutung zuzumessen. Unsere Befragung ergab, daß im Umgang mit der Krankheit erfahrene Patienten die größten Beeinflußungsmöglichkeiten zu einem sehr frühen Stadium, vor Ausbruch einer erneuten akuten Krankheitsepisode, sahen.

Für die klinisch-therapeutische Arbeit mit Schizophrenen ergeben sich bereits einige Folgerungen: Neben der neuroleptischen Medikation kann die Verbesserung der Selbstwahrnehmung der eigenen Vulnerabilität und ihrer individuellen Auslösesituation einen wichtigen Beitrag zur Rückfallverhütung darstellen. Informationen und Aufklärung über allgemeine Risiken für Wiedererkrankung genügen nicht. Der Patient sollte auch zur Selbstbeobachtung seiner Reaktionen auf bestimmte, meist idiosynkratische Belastungen angeleitet werden. In einem zweiten Schritt könnten dann die bereits vorhandenen, oft nach dem Versuch-und-Irrtum-Prinzip selbst entwickelten habituellen Bewältigungsmechanismen exploriert und bekräftigt werden. Wo solche fehlen, könnten neue Bewältigungsmöglichkeiten erarbeitet und eingeübt werden.«

Die Nutzung des Selbsthilfepotentials Psychosekranker steht erst ganz am Anfang. Wir wissen noch sehr wenig über die Bewältigungsstrategien Betroffener, die diese möglicherweise schon immer eingesetzt haben. Die Selbsthilfebewegung, die während der letzten Jahre zunächst zaghaft eingesetzt und sich dann mit großer Kraft verbreitet hat, wird uns neue Impulse vermitteln. Aber auch die psychiatrische Forschung hat die Fähigkeit Kranker, sich selber zu helfen, verstärkt zum Gegenstand gemacht. Die Bereitschaft zur gemeinsamen Auseinandersetzung mit der Krankheit ist so groß wie nie zuvor. Es besteht Anlaß zu Optimismus für die Zukunft.

11 Unterstützen und mitleiden. Die Angehörigen

> *Also, so wurde uns von mehreren Seiten erklärt, gebe es nur eine Erklärung, und das sei überhaupt die Erklärung für die rätselhafte Krankheit Schizophrenie: falsche Erziehung, mieses Familienklima*
> R. M. SEELHORST, Angehörige

Die Angehörigen sind von der psychotischen Erkrankung eines Familienmitgliedes oft in einschneidender Weise mitbetroffen. Sein Leiden verändert auch ihr Leben. Insbesondere wenn es im jugendlichen Alter beginnt und chronisch-rezidivierend verläuft, tragen sie die Last der Psychose mit – ob sie wollen oder nicht. Damit nicht genug. Ihr Verhalten wirkt auf die Kranken und den Verlauf ihrer Krankheit zurück. Das ist seit langem bekannt. Dennoch hat die Psychiatrie sich schwergetan mit den Angehörigen ihrer Patienten. Sie wurden eher als Störfaktoren gesehen, als Belastung für die Arzt-Patienten-Beziehung, eher als Mitverursacher der Krankheit. Die Belastung der Angehörigen durch die psychische Krankheit eines Familienangehörigen wurde erst später wahrgenommen.

Die Geschichte einer Familie

Wenn man schon den Begriff des Opfers gebraucht, dann sind die Angehörigen es auch. Nichts belegt das authentischer als der folgende gekürzte Bericht von Rose-Maria SEELHORST (1984) – der Mutter von zwei schizophreniekranken Söhnen:

»Für uns lag und liegt das Hauptproblem im Zusammenleben mit den kranken Söhnen in der Bewältigung der großen Aufregungen und des Kummers, den ihre Erkrankung uns bereitet. Die vielfältigen Probleme, die ihre Krankheit uns gebracht hat und noch laufend bringt, waren bisher sekundär. Die Gewichtung beruht vor allem auf der Tatsache, daß wir in gesicherten finanziellen Verhältnissen leben, ein eigenes Haus haben und dieses am Rande einer kleinen Gemeinde steht. So treten viele Überlegungen, die die äußere Lebensführung der Kranken inmitten der Familie betreffen, bei uns erst seit kurzer Zeit in den Vordergrund. Dazu muß man auch bedenken, daß wir nie bereit waren, die Krankheit als unabwendbaren Dauerzustand anzuerkennen. Wir setzen nach wie vor alles daran, daß die Söhne wieder gesund, zumindest gesünder werden.«

Zuerst wird der damals 16jährige zweite Sohn krank – eines von fünf Kindern. Es beginnt damit, daß er sich von Familie und Klassenkameraden distanziert und sich nur noch für theologische Fragen interessiert. Rasch wird der Zustand so bedrohlich, daß eines Nachts unvermittelt die Einweisung in ein psychiatrisches Krankenhaus erfolgen muß.

»Es ist schwer zu schildern, wie es in der Zeit bis zur ersten Einweisung um die Familie stand. Wir hatten alle noch nie mit einem psychisch Kranken zu tun gehabt. Deshalb war uns lange Zeit nicht klar, ob der Junge lediglich in einer schweren Pubertätskrise steckte oder ob mit ihm ›etwas nicht stimmte‹, wie man so sagt. Den Geschwistern, die mit ihm zur gleichen Schule gingen, war es peinlich, daß ihr Bruder so ungepflegt aussah und sich so sonderbar benahm. Er lachte beispielsweise plötzlich schrill und unmotiviert, andererseits war er unerträglich gehemmt. Einmal wäre er fast vom Schulbus überfahren worden, weil er kaum aufnahm, was um ihn herum vorging. Der Klassenlehrer rief mich wiederholt an. Er war ratlos. Natürlich hatten wir ihn über die Krankheit des Sohnes informiert, nachdem dieser mit mir beim Arzt war. Immer offensichtlicher wurde die Veränderung im Wesen des Sohnes. Er mied uns alle, schlich im Haus herum, schloß sich stundenlang in seinem verdunkelten Zimmer ein und erzählte mir schließlich von Stimmen, die ihn beschimpften. Wir hatten große Angst um ihn.«

Der Abtransport des Sohnes ins Krankenhaus schockiert die Familie. Sie alle würden nie vergessen, wie der hilflose Junge von kräftigen Pflegern auf eine Trage geschnallt und mit einer Spritze ruhiggestellt worden sei.

»Am nächsten Tag im Krankenhaus, während die Geschwister in der Schule waren, erhielt die Krankheit ihren Namen. Zu Hause blätterte mein Mann dann im Konversationslexikon nach, um zu erfahren, was Schizophrenie eigentlich für eine Krankheit sei. Was da stand, machte uns fassungslos.

Zu Hause bei den Geschwistern und den Großeltern breitete sich Verzweiflung aus. Ich glaube, wir waren damals alle krank. Wir saßen dauernd zusammen und versuchten zu beraten, was zu tun sei. Mein Vater zum Beispiel war nicht überzeugt, daß alles Mögliche für den Jungen getan wurde.

Die Geschwister hatten ganz eigene Sorgen: Was sollen wir auf die Frage nach unserem Bruder sagen? Mein Mann und ich plädierten für Offenheit. Krankheit braucht nicht versteckt zu werden. Aber die Geschwister erklärten einmütig, das sei unmöglich. Wir hätten keine Ahnung, wie in der Schule über Anstalten wie Wunstorf oder Ilten gewitzelt würde. Sie hatten Angst vor dem Spott der Kameraden.«

In dieser Situation der allgemeinen Not der Familie tritt das ein, das Susan SONTAG (1978, 1989) in ihren Büchern über Krankheit als Metapher eindrucksvoll beschreibt: Nachbarn und Freunde wenden sich ab. Sie ziehen sich zurück und behandeln sie, als wären sie ansteckend, als wäre der Kontakt mit ihnen ein Vergehen oder gar eine Tabu-Verletzung. So geht es auch den SEELHORSTS:

»Ich habe im übrigen die Erfahrung gemacht, daß allein der Name der Krankheit vor allem bei älteren Menschen Verlegenheit und Abblocken auslöst. Selbst nahe Verwandte bedeuteten uns, besser zu schweigen. Andererseits hörten wir plötzlich von ähnlichen Erkrankungen in anderen Familien. Ganz allgemein muß ich sagen, daß ein offenes Wort über diese Krankheit nicht gerade kontaktförderlich ist.

Aber gerade das hatten wir alle nach einer Zeit der Vereinsamung nötig. Schon lange lebten wir nur noch unter uns. Die Geschwister trauten sich nicht, Schulkameraden mit nach Hause zu bringen, und auch mein Mann und ich lebten eingekapselt mit unserer Sorge. Man muß erst lernen, seine eigenen Sorgen für sich zu behalten und mit andern statt dessen über Unkraut im Garten oder eine Fünf in Mathematik zu sprechen. Eine Freundin sagte mir in aller Offenheit: ›Laß mal was von dir hören, wenn es bei euch wieder bessergeht.‹ Es ging aber nicht besser.«

Die Krankheit bleibt nicht ohne Auswirkungen auf die Geschwister. Unter anderem sinken ihre Leistungen in der Schule bedenklich ab. Vor allem der jüngste Bruder kommt weder mit sich noch mit den Klassenkameraden zurecht. Als die Mutter die Lehrer aufsucht, um in aller Offenheit mit ihnen zu reden, bewirkt dies das Gegenteil: »Was sie da hörten, nahm sie noch mehr gegen ihn ein.«

»Für uns blieb neben der Betreuung des Jungen im Krankenhaus und dem Versuch, die übrigen Kinder zu beruhigen, die böse Frage nach der Ursache der Krankheit. Die damals noch lebenden Großeltern wußten von keinem ähnlichen Fall in der Familie zu berichten. Also, so wurde uns von mehreren Seiten erklärt, gäbe es nur eine Erklärung, und das sei überhaupt die Erklärung für die rätselhafte Krankheit Schizophrenie: falsche Erziehung, mieses Familienklima.«

Rose Maria SEELHORST steht für Tausende von Eltern und Geschwistern, die ratlos und verzweifelt mit der psychotischen Erkrankung ihrer Angehörigen konfrontiert sind. Die Behandelnden sind nicht immer hilfreich. Viele wissen selber zuwenig über die Krankheit, als daß sie eine konstruktive, verständnisvolle und verständliche Aufklärung vornehmen könnten. Viele andere nehmen auch heute noch so einseitig für die Kranken Partei, daß sie für die Probleme der Angehörigen kein Verständnis haben. Manche berichten auch heute noch über eine feindselige Haltung. Was soll man beispielsweise über einen Brief wie diesen sagen: »Die Ärzte haben bei meinem Sohn eine Schizophrenie festgestellt. Sie haben mir gesagt, er sei unheilbar. In spätestens zwei Jahren würde er völlig abgestumpft sein. Ich will mich damit nicht abfinden. Bitte raten Sic mir, an wen ich mich wenden kann.«

Von der Diffamierung der Familie
zur Angehörigenarbeit

Um das zu verstehen, sind einige historische Anmerkungen notwendig. Lange Zeit galten die Psychosen aus dem schizophrenen Formenkreis als »reine« Erbkrankheit oder doch als »endogene« Psychosen, deren Ursachen zwar nicht bekannt waren, die aber doch mit Sicherheit im Bereich des Organischen zu suchen waren. Das änderte sich mit Ausbreitung der psychodynamisch orientierten Psychotherapieverfahren, vor allem des psychoanalytischen Denkens. Auf dessen Grundlagen erhielt auch die Schizophrenieforschung neue Impulse.

Die Familie und die Art und Weise ihrer Mitglieder, miteinander umzugehen, geriet in den Mittelpunkt des Interesses. Spätestens in den sechziger Jahren glaubte man die Wurzeln der Schizophrenie gefunden zu haben. Ihre psychodynamische Erforschung und Aufarbeitung förderte reichhaltiges Material zutage, das die Entstehungsursachen dieser Störungen in der Familie sah. Die Beziehungen des Patienten zu Vater und Mutter, die Geschwisterkonstellationen, selbst die Großeltern stellten konstituierende Bedingungen psychischer Erkrankungen dar.

In der Schizophrenieforschung wurde die »schizophrenogene« Mutter zur Unperson. Durch »Double bind« – gleichzeitige, emotional zugewandte und feindselige Haltung – und »Überprotektion« trieb sie ihr Kind in die Psychose. Diese heute fast vergessenen Vorstellungen waren damals weit verbreitet. Sie waren allgemeines Bildungsgut. So wurden die Angehörigen fast zwangsläufig zu »Ungehörigen«. So war es auch zwingend, daß die Behandelnden für den Patienten Partei nahmen. Sie identifizierten sich mit ihm. Sie sahen die Familie mit den Augen des Patienten. Nur ihn hörten sie an. Vater und Mutter wurden zu Schuldigen, zu Sündenböcken. Der Patient wurde auch in der späteren familiendynamischen Literatur zum »Opfer« der Familie.

Dieser wissenschaftlichen Lehrmeinung der späten fünfziger und sechziger Jahre folgte der Aufstand der jungen Generation gegen die Familie. Die politischen Impulse der Studentenbewegung richteten sich u. a. auch gegen die Kleinfamilie, in der sie die Wurzel der großen seelischen und sozialen Übel unserer Zeit sahen. Unter solchen Voraussetzungen ist die Einbeziehung der Angehörigen in die Therapie schlecht möglich.

Dabei wurde häufig übersehen, daß gerade das »Opfer« in der Wiederherstellungsphase in die Familie zurückdrängte, daß zu den Angehörigen häufig die einzigen zwischenmenschlichen Beziehungen bestanden, die der Patient hatte. Ebenfalls wurde häufig übersehen, daß die Familie ihre Verhaltensformen gegenüber dem zum Patienten gewordenen Mitglied nicht aus purer Bosheit entwickelte, sondern daß die übrigen Familienmitglieder häufig genauso verstört waren wie der unmittelbar Betroffene. Erst diese naheliegende Erkenntnis ermöglichte den Schritt von der Diffamierung der Familienangehörigen zur therapeutischen Aufarbeitung der Familiensituation.

Diese Haltung mußte schwerwiegende Konsequenzen für den Umgang der Angehörigen mit der Krankheit wie für ihr Selbstwertgefühl haben. Die Bemühungen, die Schizophrenie als Ausdruck einer Kommunikationsstörung zwischen Eltern und betroffenen Kindern zu begreifen, haben dazu beigetragen, daß Eltern und Geschwister Schizophrener sich lange Zeit scheu verborgen haben.

Es gehört viel Mut dazu, mit dem Bekenntnis an die Öffentlichkeit zu treten: »Ich habe einen schizophrenen Familienangehörigen. Ich trete für seine Interessen ein.«

Das Wort von der »schizophrenogenen« Mutter – der Mutter, die bei ihrem Kind eine Schizophrenie verursacht hat – hat unermeßlichen Schaden angerichtet. Es hat seinen Ursprung in einer unbewiesenen – inzwischen weitgehend wieder aufgegebenen – Vermutung der schizophrenen Familienforschung: Die Eltern, insbesondere die Mutter, würden die Krankheit ihres Kindes durch falsches Verhalten verursachen und verschulden. Es steht für die Neigung psychiatrischer Therapeuten, den Angehörigen von Schizophrenen eine Sündenbockrolle zuzuweisen. Die Suche nach dem Schuldigen führt leicht dazu, daß Wege der Hilfe verbaut werden. Auf dem Gebiet der Schizophreniebehandlung hat sie bewirkt, daß der Alltag der Schizophrenen zu Hause in Forschung und Praxis bis vor ganz kurzer Zeit völlig vernachlässigt wurde.

Zeit der Anpassung

Schon in einer 1980 erschienenen kritischen Analyse neuerer Strömungen der Sozialpsychiatrie betont der englische Psychiater John WING die große Bedeutung der Selbsthilfe von Schizophrenen und ihren Angehörigen für die künftige psychiatrische Versorgung.

Auf dem Wege dahin sind beide einem schwierigen Prozeß unterworfen. Trotz der Vielfalt von Verlauf und Erscheinungsformen schizophrener Psychosen lassen sich regelhafte Verhaltensmuster bei ihrer Bewältigung durch den Kranken und ihre Angehörigen feststellen. In der Anfangsphase fällt es allen Beteiligten schwer zu begreifen, daß sie es mit einem ernsten von Chronifizierung bedrohten Leiden zu tun haben und nicht mit einer »normalen« Störung des Familienzusammenhangs oder einem mutwilligen sozialen Fehlverhalten. Solche Fehleinschätzung ist besonders häufig, wenn die Erkrankung zum erstenmal in der Spätpubertät auftritt, wo Ablösungskonflikte zwischen Kindern und Eltern ohnehin an der Tagesordnung sind. Der Versuch, das krankhaft gestörte Verhalten in normalen Kategorien zu erklären und zu bewältigen, ist zum Scheitern verurteilt. Er endet nicht selten mit dem Ausschluß des später als schizophren diagnostizierten Familienmitgliedes. Oft folgt auf das Scheitern der normalen Bewältigungsversuche die Diagnose und die psychiatrische Behandlung.

Wenn die unterbrochenen Kontakte danach wiederaufgenommen werden, entwickeln der Kranke und seine Angehörigen allmählich größeres Verständnis füreinander. Voraussetzung dafür ist jedoch ein langwieriger Lernprozeß, der durch emotionale Überfrachtung und die Suche nach den Ursachen oder der Schuld gekennzeichnet ist. Tritt keine völlige Gesundung auf, ist die Entwicklung von Toleranz und Verständnis für den Behinderten von lebensentscheidender Bedeutung. Für die Angehörigen bedeutet sie allerdings nicht selten die Einschränkung des eigenen Entfaltungsspielraums. Das Zusammenleben verändert alle Beteiligten. Typisches Beispiel ist die ältere, verwitwete Mutter, die in überfürsorglicher Weise für ihren erwachsenen behinderten Sohn lebt. Diese Beziehung ist sicher eine unvollkommene Form der Problembewältigung. In ihr gibt das von Schizophrenie betroffene »Kind«

mehr an Selbständigkeit auf, als es die Behinderung verlangt. Diese Verhaltensweise der Mutter hat zur Prägung des Begriffes »schizophrenogen« beigetragen. Die Fachwelt streitet heute noch darüber, was zuerst war, die Störung der Mutter oder die des Kindes.

Viele Menschen, die von schizophrenen Symptomen betroffen sind, isolieren sich vollkommen. Sie können die langwierigen, verzweifelten und emotional angeheizten Auseinandersetzungen nicht aushalten, die das schizophrene Familienmilieu kennzeichnen. Nicht wenige Schizophrene driften so in ein Leben ohne Halt, ohne Wohnsitz, ohne Arbeit ab. Sie suchen Zuflucht in Dauerwohnheimen und Obdachlosenasylen oder – immer noch – in Langzeitbereichen psychiatrischer Krankenhäuser.

Viel Not könnte gemildert oder ganz vermieden werden, wenn die Betroffenen fachkundig beraten würden. Untersuchungen haben gezeigt, daß viele Angehörige im Laufe der Zeit lernen, mit den krankheitsbedingten zwischenmenschlichen Problemen fertig zu werden und den Kranken zu unterstützen. Aber bis heute lernen sie es durch Versuch und Irrtum und den Preis ungemessenen Leids. WING faßt zusammen: »Einige lernen es, mit dem Kranken nicht über seinen Wahn und seine Halluzinationen zu diskutieren. Andere lernen es nie. Einige lernen es, den antriebsverminderten, sozial zurückgezogenen Behinderten zu akzeptieren, ohne ihn zu quälen. Andere drängen den Kranken durch unablässige Antreiberei aus der Familie. Andere verkraften das Gefühl nicht, für ihre Bemühungen Undank zu ernten oder die Dinge nur noch schlimmer zu machen und ziehen sich selbst in Passivität zurück.«

Das wechselhafte Befinden von schizophrenen Symptomen geplagter Behinderter scheint für die Angehörigen eines der größten Probleme darzustellen. Die Eltern geistig Behinderter wissen, wo sie stehen. Sie wissen, welche Entscheidungen sie ihnen abnehmen müssen und was sie selbständig bewältigen können. Die psychotisch Kranken dagegen mögen in der akuten Phase völlig unfähig sein, für sich selbst zu entscheiden. In der Erholungsphase können sie wieder vollkommen selbständig werden. Nicht selten sind sie dann nicht bereit oder nicht in der Lage zu akzeptieren, daß ihre Angehörigen zwischenzeitlich für sie handeln mußten. Verzweifelte Hilflosigkeit ist das Ergebnis.

Hilflose Experten

Angehörige klagen über die Unfähigkeit der Experten, ihre elementaren Schwierigkeiten zu begreifen. Wenn sie die Therapeuten um Rat fragen, müssen sie damit rechnen, daß sie keine nützliche Antwort erhalten oder die Frage statt einer Antwort an sie zurückgespielt wird. Ihre eigenen amateurhaften Bemühungen werden dabei oft mit höflicher Verachtung zur Kenntnis genommen oder, schlimmer, als Beweis ihrer eigenen Unnormalität interpretiert. Die Amerikanerin Agnes HATFIELD (1984) hat daraus die Schlußfolgerung gezogen: »Die Familien- und die professionellen Helfer haben jeweils ihre eigene Vorstellung von psychischer Krankheit. Es trennen sie Welten, und die Kluft zwischen beiden wird immer größer.«

Seither hat sich viel getan. Aber ganz auf der sicheren Seite sind wir immer noch nicht. Sonst hätte es nicht geschehen können, daß der Präsident der Deutschen Gesellschaft für Psychiatrie und Nervenheilkunde noch 1991 beim Bundesgesundheitsministerium gegen die finanzielle Förderung einer Schrift des Bundesverbandes der Angehörigen psychisch Kranker »Familien helfen sich selbst« interveniert hat. Immerhin, es gibt diesen Bundesverband nunmehr seit 1985; und es gibt zahlreiche Landesvereinigungen und örtliche Selbsthilfegruppen von Angehörigen Schizophreniekranker. Sie sind seit den frühen achtziger Jahren nach dem Vorbild der englischen National Schizophrenia Fellowship entstanden. Sie verstehen sich auch als Interessengruppe. Aber sie sind vorrangig Selbsthilfeorganisationen, die das Ziel haben, die eigenen Probleme, die durch die Erkrankung des Angehörigen entstanden sind, besser zu bewältigen.

Angehörigenselbsthilfe

In Selbsterfahrungs- und Diskussionsgruppen werden Probleme erörtert und durcherlebt, die die Fähigkeit der Teilnehmer stärken, mit der schizophrenen Psychose zu leben. Die Erfahrungen mit solchen Gruppen zeigen, daß auch scheinbar unerträgliche und unlösbare Schwierigkeiten und Konflikte aufgearbeitet werden können, die andere Gruppenmitglieder bereits erlebt haben. Angehörige suchen den Kontakt mit Experten. Sie benötigen uns auch als Partner im Ringen um die bessere Bewältigung ihrer Probleme. Was sie nicht brauchen, ist Bevormundung. Wer sich auf sie einläßt, wird wichtige Anregungen für sein professionelles Handeln mitnehmen und manchen blinden Fleck ausräumen. Dazu gehört auch die Wahrnehmung, daß Mitglieder von Angehörigenvereinigungen überwiegend ältere Menschen sind – die jüngsten um die Fünfzig, die ältesten Greise und Greisinnen. Das ist auch klar. Schizophrene Erkrankungen bei den Kindern beginnen frühestens in der Pubertät. Bis sich die betroffenen Eltern mit der Chronizität der Erkrankung abgefunden haben und den Weg in die Selbsthilfevereinigung finden, vergehen oft Jahre. Aus dem Lebensalter der Mitglieder folgt dann auch ihre Hauptsorge: Was wird aus unserem kranken erwachsenen Sohn, was wird aus unserer Tochter, wenn wir nicht mehr leben? Und daraus resultiert dann ein vitales Interesse an beschützenden, teilstationären Lebensmöglichkeiten.

Die Angehörigen haben eine völlig andere Einstellung zur psychiatrischen Krankenhausbehandlung als die Professionellen der siebziger und achtziger Jahre. Wir streben Frühentlassungen an. Wir versuchen mit aller Macht, Wiederaufnahmen von entlassenen Patienten zu verhindern. Wir verlangen vom Patienten möglichst große Selbständigkeit und von den Angehörigen möglichst große Unterstützung für den entlassenen Patienten. Wir polemisieren gegen den Ausschluß der Erkrankten durch die da draußen einschließlich ihrer Angehörigen.

Die Konfrontation mit den Angehörigen läßt erkennen, daß wir ihnen manchmal Leiden aufbürden, denen sie nicht gewachsen sind. Sie macht deutlich, daß wir über jene andere Seite der Schizophrenie – die der Patienten zu Hause und die der Angehörigen, die mit ihnen leben – sehr wenig wissen. Hier tut sich ein Spannungsfeld auf, das sich, wenn wir uns ihm stellen, günstig für alle Betroffenen auswirken kann.

Nur mit einem Satz will ich an dieser Stelle erwähnen, daß die verzweifelte Suche der Angehörigen nach Lösungen auch zu Entwicklungen führen kann, die wir als Fachleute aufs energischste bekämpfen müssen. Es kommt vor, daß Angehörigenselbsthilfegruppen Scharlatanen und medizinischen Irrlehren aufsitzen.

Die zweite englische Selbsthilfegruppe, die National Schizophrenia Association beispielsweise, sucht ihr Heil in der Erforschung der Schizophrenie als Stoffwechselkrankheit, etwa in der Wunderheilung durch die Einnahme von Tausenden von Milligramm Vitamin C.

Therapeutische Arbeit mit Angehörigen

Neben der Angehörigenselbsthilfe hat die therapeutische Arbeit mit Angehörigen seit Anfang der achtziger Jahre beträchtlich an Boden gewonnen. Ihr Ausgangspunkt ist die Entdeckung der Londoner Psychiatrischen Schule um John WING, Julian LEFF und Christine VAUGHN, daß ein bestimmtes, entspanntes emotionales Milieu in der Familie den Verlauf der Psychosen aus dem schizophrenen Formenkreis begünstigt. Demgegenüber führt ein gespanntes, feindselig geprägtes Milieu zu einem ungünstigen Verlauf. In einer berühmten, immer wieder zitierten Arbeit hat LEFF (1977, 1989) zeigen können, daß ein in diesem Sinne positives Familienmilieu auch zu einer massiven Verminderung des Medikamentenverbrauchs führt.

Dabei hat man es nicht stehenlassen. Es hat vielfältige Versuche gegeben, auf diese Zusammenhänge einzuwirken. Der erste, ebenso einfache wie erfolgreiche Schritt bestand in der Reduktion des Gesichtskontaktes zwischen Kranken und Angehörigen bei gespanntem Familienmilieu auf höchstens 35 Stunden in der Woche, etwa durch Besuche in der Tagesklinik oder einer beschützenden Werkstatt. Die nächsten Schritte bestanden in der direkten Intervention durch Aufklärungsarbeit und therapeutische Arbeit mit Angehörigen, um auf das Milieu innerhalb der Familie einzuwirken. Dazu einige Literaturhinweise. Dazu gehören der von Matthias ANGERMEYER und mir herausgegebene Sammelband »Die Angehörigengruppe« (1984), »Der Freispruch der Familie« von Klaus DÖRNER, Albrecht EGETMEYER und Konstanze KOENNING (1991), »Die

therapeutische Arbeit mit Angehörigen schizophrener Patienten«,
herausgegeben von Gerhard BUCHKREMER und Norbert RATH
(1989) und herausgegeben von Heinz DEGER-ERLENMAIER
(1992): »Wenn nichts mehr ist, wie es war«.

12 Psychische Krankheit und die gesunden anderen

*Etymologisch bedeutet Patient »der Lei-
dende«. Doch was am meisten gefürchtet
wird, ist nicht das Leiden als solches, sondern ein entwürdigendes Leiden.*
Susan SONTAG

*Verrückt oder normal ist eine Frage der
gesellschaftlichen Akzeptation.*
Walter VOGT

Psychische Krankheit und seelische Gesundheit sind keine absoluten Größen. Jeder Gesunde leidet zumindest zeitweise unter
Ängsten und Beschwerden, die bei stärkerer Ausprägung als Symptome psychischer Krankheit zu werten wären. Jeder Kranke hat
Persönlichkeitszüge, in denen er sich nicht vom Gesunden unterscheidet. Es gibt niemanden, der dies ernsthaft bestreitet. Es gibt
also auch keinen guten Grund, psychisch Kranke und geistig Behinderte aus der Gemeinschaft der Gesunden auszuschließen. Oder
doch? Die Verlagerung des Schwerpunktes der psychiatrischen
Versorgung aus dem Krankenhaus in die Gemeinde hat das Ziel, die
Ausgrenzung der psychisch Kranken zu überwinden. Die Psychiatrie zumindest hat den Wandel von der Anstaltspsychiatrie zur
gemeindenahen Psychiatrie, vom Vorrang der Verwahrung zum
Vorrang von Therapie und Wiedereingliederung mit großer Selbstverständlichkeit beschritten. Nur selten wird die Frage gestellt, ob
die Gemeinschaft der Gesunden bereit ist, die Risiken und Belastungen zu tragen, die mit dem vermehrten Leben sichtbar psychisch Kranker und Behinderter in ihrer Mitte verbunden sind. Es
gibt Anzeichen dafür, daß dies nicht der Fall ist. Der englisch-ame-
rikanische Soziologe Erving GOFFMAN (1972) schreibt in seinen
berühmten »Asylen«:

»Es gibt in unserer Gesellschaft nicht deshalb Heilanstalten, weil Aufseher, Psychiater und Pfleger einen Arbeitsplatz brauchen; es gibt sie deshalb, weil eine Nachfrage nach ihnen besteht. Wenn heute alle Heilanstalten eines bestimmten Gebiets geleert und geschlossen würden, dann würden morgen Verwandte, Polizisten und Richter den Ruf nach neuen Anstalten anstimmen. Und sie, die in Wahrheit die Klienten der Heilanstalt sind, würden nach einer Institution verlangen, die ihre Bedürfnisse befriedigt.«

Es kann kein Zweifel bestehen, daß die neue Psychiatrie solche Bedürfnisse weniger gut befriedigt als die klassische Verwahrpsychiatrie. Eine offene Psychiatrie, die die individuellen Freiheitsrechte der Betroffenen in größerem Umfang berücksichtigt, nimmt vermehrt unliebsame Zwischenfälle in Kauf. Nur Kranke, die Ausgang oder Urlaub haben oder die entlassen sind, können Verkehrsunfälle erleiden oder verursachen oder in anderer Weise verunglücken. Nur sie können – wie Gesunde – betrunken auffallen, in eine Schlägerei geraten oder vorsätzlich einen Schaden verursachen.

Solche Zwischenfälle kommen vor. Immer wieder ermittelt die Staatsanwaltschaft wegen Verletzung der Aufsichtspflicht gegen die Therapeuten. Immer wieder treten geschädigte Bürger mit Forderungen an psychiatrische Einrichtungen heran. Eine eindeutige Tendenz der Rechtsprechung ist noch nicht zu erkennen. Vor allem aber ist keine durchgehende Übereinstimmung mit jenen Urteilen der Unterbringungsrichter zu sehen, die den psychisch Kranken größere Freiheit einräumen. Immer wieder schließlich wird mit der angeblichen Unberechenbarkeit und Gefährlichkeit psychosekranker Menschen Stimmung gemacht. Da hilft es wenig, sich auf gut abgesicherte wissenschaftliche Untersuchungen zu berufen, die das schon in den siebziger Jahren widerlegt haben. BÖKER und HÄFNER (1973) haben in einer großangelegten Studie gezeigt, daß psychisch Kranke und besonders auch Schizophrene generell nicht häufiger zu Gewalttätern werden als psychisch Gesunde. Sie haben zugleich belegt, daß solche Gewalthandlungen, wenn sie denn vorkommen, keineswegs völlig unberechenbar, ungerichtet und zufällig sind. Sie ereignen sich dann vielmehr am ehesten und am häufigsten im Rahmen familiärer oder therapeutischer Beziehungen (HÄFNER 1991).

Schizophrene Menschen in der Gemeinschaft der Gesunden

Das Dilemma ist da. Manche von uns erleben es wie einen Schraubstock. Wie muß es da erst unseren Kranken ergehen? Sie haben längst begriffen, daß sie nicht mit offenen Armen in die Gemeinschaft der Gesunden aufgenommen werden. Sobald sie erkennbar psychisch krank sind, sehen sie sich mit allgegenwärtigen Vorurteilen konfrontiert. Psychische Krankheit ist nach wie vor ein Stigma. Und für die Schizophrenie – mehr als für alle anderen psychischen Störungen – gilt Susan SONTAGS (1989) Vermutung: »Es scheint so, als brauchten alle Gesellschaften eine Krankheit, die sie mit dem Bösen identifizieren und ihren ›Opfern‹ als Schande anlasten können.«

Die Verwendung von Schizophrenie als Metapher für widersinniges, übles, verworrenes, unheimliches oder unverständliches Tun jeglicher Art tut ihre Wirkung. Unter der Krankheit Schizophrenie können sich nur wenige etwas Konkretes vorstellen; Schizophrenie als Metapher ist allen geläufig: Eine bekannte Journalistin meinte kürzlich im Gespräch über einen erkrankten Bekannten: Eine paranoide Psychose, das sei doch nicht so schlimm. Als dann das Wort Schizophrenie fiel, reagierte sie völlig anders: ob es sich dann noch lohne zu leben? – eine Krankheit, zwei Namen, zwei Reaktionen.

Menschen mit Psychosen aus dem schizophrenen Formenkreis haben es unzweifelhaft schwer, in die Gemeinschaft der Gesunden zurückzufinden. Für sie ist es wichtig, sich mit der Tatsache auseinanderzusetzen, daß sie an einer schizophrenen Psychose erkrankt sind. Nach dem derzeitigen Stand der Dinge fällt es mir schwer, ihnen anzuraten, ihren Freunden, ihren Nachbarn oder ihrem Arbeitgeber diese Diagnose mitzuteilen. Für sie ist Schizophrenie keine Krankheit wie alle. Schizophrenie und ihre Metaphern sind mit Eigenschaften verbunden wie gefährlich, aggressiv, unvernünftig, unheimlich, fremdartig, unbeherrscht und vor allem unberechenbar. Jemand, von dem man weiß, daß er an einer schizophrenen Psychose leidet, den muß man sorgfältig beobachten, dem darf man mißtrauen.

Drei Jahrzehnte Psychiatriereform und ebensolange Öffentlich-

180

keitsarbeit auf der einen Seite, schier unvorstellbare Fortschritte bei der Behandlung von affektiven und schizophrenen Psychosen auf der anderen Seite haben uns darüber hinweggetäuscht, daß die Erfolge unserer Überzeugungsarbeit begrenzt waren. Die Politikerattentate des Jahres 1990 haben uns wachgerüttelt. Sie haben viele Menschen tiefgreifend erschüttert. Sie haben vielfältige, langanhaltende Nachwirkungen im politischen, kulturellen und gesellschaftlichen Raum. Dazu gehört möglicherweise auch ein Wandel der ohnehin zwiespältigen Einstellung der Menschen gegenüber ihren psychisch kranken Mitbürgern – und nicht zu vergessen, eine weitere Verminderung des Vertrauens in die Urteilsfähigkeit der Psychiatrie.

Lafontaine, Schäuble und die schizophrenen Kranken

Zur Erinnerung: Im Frühjahr 1990 verletzte eine sicher psychosekranke Frau am Ende einer Wahlveranstaltung den SPD-Kanzlerkandidaten Oskar Lafontaine aufs schwerste. Wenige Monate später schoß ein psychosekranker Mann auf den damaligen Bundesinnenminister Wolfgang Schäuble und brachte ihm Verletzungen bei, die ihn lebenslang an den Rollstuhl fesseln werden. Die Berichterstattung über diese tragischen Ereignisse erschöpfte sich nicht in der mehr oder weniger umfassenden Darstellung der Lebensumstände der unglücklichen Täter. Sie verhalf zugleich bestimmten Formen psychischer Krankheit zu einer in dieser Form nie dagewesenen unerwünschten Publizität.

Diese gipfelte in der Forderung eines konservativen Publizisten nach Registrierung und Internierung aller potentiellen psychisch gestörten Mörder und Totschläger – wie immer diese im voraus zu erkennen sein mögen. Aufgrund ihrer Diffusität konnte sie als Freigabe der Hatz auf alle psychisch Kranken verstanden werden. Diese Forderung war zunächst in einem Leitartikel einer großen Tageszeitung drastisch formuliert worden. Sie wurde wenig später in einer von psychisch Kranken vielbeachteten Diskussionssendung (»Talk im Turm«) Gegenstand einer kontroversen Auseinandersetzung. Bemerkenswert an dieser Fernsehsendung waren weniger die allgegenwärtigen Vorurteile gegenüber psychisch Kranken als die allumfassende Unkenntnis auch der meisten eingeladenen sogenannten Experten. Viele der von psychischer Krankheit betroffenen Zuschauer erlebten die Sendung damals als nachhaltige Bedrohung, weil sie tief in ihr Alltagsleben hineinwirkte.

In der Tat war die Medien- und Boulevardberichterstattung mit ihren Auswüchsen nur die Spitze eines Eisbergs. Eine Studie des Mannheimer Sozialpsychiaters und Epidemiologen Matthias C. ANGERMEYER über die Einstellung der Bevölkerung zu psychisch Kranken, die in Form einer Repräsentativbefragung zufällig unmittelbar vor und nach dem ersten Politikerattentat durchgeführt worden war, belegt einen tiefgreifenden Einstellungswandel. Die Wiederholung der Repräsentativbefragung zu zwei späteren Zeitpunkten belegt, daß dieser nicht von vorübergehender Natur ist. Die Untersuchung zeigt, daß die Bereitschaft zu persönlichem Umgang in der Familie, im Bekanntenkreis und am Arbeitsplatz im Gefolge der Attentate drastisch abgenommen hat; und es scheint so zu sein, daß dieser Wandel der Einstellung anhaltend ist.

ANGERMEYER und SIARA (1992) hatten im Frühjahr 1990 eine Repräsentativerhebung zu Einstellungen der Bevölkerung in der Bundesrepublik Deutschland gegenüber psychischen Erkrankungen und psychisch Kranken durchgeführt. Diese Erhebung war zum Zeitpunkt des Anschlages auf Lafontaine praktisch abgeschlossen. Das Attentat war Anlaß, die Befragung in den darauffolgenden Monaten zu wiederholen, um einer möglichen Änderung der Einstellung nachzuspüren. Eine dritte Erhebung schließlich erfolgte kurz nach dem Anschlag auf Wolfgang Schäuble.

In den Interviews wurde u. a. danach gefragt, welche Beziehungs- und Kontaktformen unterschiedlicher Nähe die befragten Personen mit Menschen einzugehen bereit waren, deren psychische Störung in einem kurzen Text ohne Nennung einer Diagnose geschildert wurden. Gefragt wurde nach sieben typischen Sozialbeziehungen: Untervermietung eines Zimmers, Zusammenarbeit am gleichen Arbeitsplatz, Duldung als Nachbar, Betreuung mit Kinderbeaufsichtigung, Verwandtschaftsbeziehung durch Einheirat, Mitgliedschaft im Bekanntenkreis und Vermittlung einer Stelle. Die eingefügte Abbildung zeigt, wie zerbrechlich die Toleranz ge-

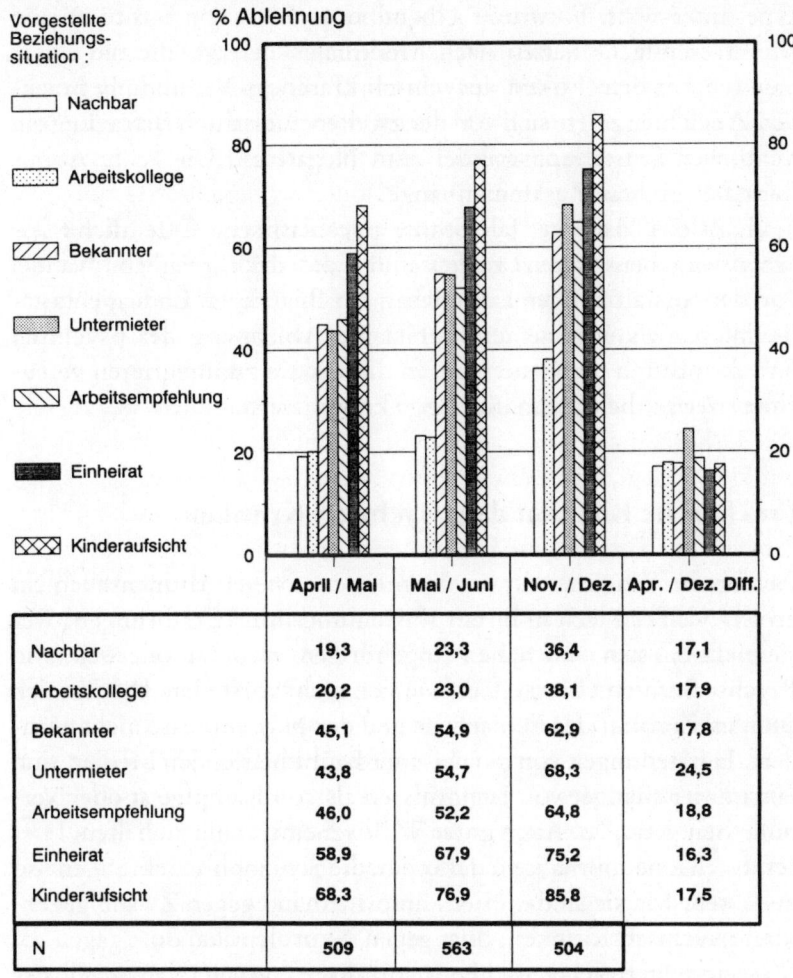

Vorgestellte Beziehungssituation:	April / Mai	Mai / Juni	Nov. / Dez.	Apr. / Dez. Diff.
Nachbar	19,3	23,3	36,4	17,1
Arbeitskollege	20,2	23,0	38,1	17,9
Bekannter	45,1	54,9	62,9	17,8
Untermieter	43,8	54,7	68,3	24,5
Arbeitsempfehlung	46,0	52,2	64,8	18,8
Einheirat	58,9	67,9	75,2	16,3
Kinderaufsicht	68,3	76,9	85,8	17,5
N	509	563	504	

Abb. 7: Soziale Distanz zu psychisch Kranken
Ablehnung schizophrener Männer 1990 (ANGERMEYER und SIARA 1992)

genüber psychisch Kranken ist. Im Gefolge der Attentate ist es zu drastischen Veränderungen der Einstellung gekommen. Bei einem Sechstel bis zu einem Viertel der Befragten haben Mißtrauen und Ablehnung durchweg zugenommen.

Bei der zweiten und dritten Erhebung wurden zusätzlich Stereotype untersucht. Es wurde anhand einer Liste von positiven und negativen Eigenschaften nach Merkmalen gefragt, die die Interviewten mit dem Etikett »psychisch krank« in Verbindung brachten. Auch hier zeigte sich von der zweiten zur dritten Befragung ein deutlicher Einstellungswandel zum Negativen. Die achte Abbildung belegt diese Zusammenhänge.

Heißt das, daß drei Jahrzehnte psychiatrische Öffentlichkeitsarbeit vergebens waren? Bedeutet das, daß der allmähliche Wandel von der Anstalt zur gemeindenahen Psychiatrie am Ende nichts gebracht hat als erneute und verstärkte Ablehnung der psychisch Kranken durch die Gemeinde, in die wir sie zu integrieren versuchen? Vermutlich liegen die Dinge komplizierter.

Das falsche Bild von den psychisch Kranken

Psychische Krankheit ist für die meisten unserer Mitmenschen ein großer weißer Fleck in ihrem Wissen und ihren Erfahrungen. Wer sie nicht bei sich oder nahen Angehörigen erlebt hat oder selber in Psycho-Berufen tätig ist, kann sie sich nicht vorstellen. Das hat sich auch im Zeitalter des Fernsehens und der Massenpresse nicht geändert. Darstellungen von psychischer Krankheit in den Medien sind fast immer weniger von Kenntnissen als von Kampfgeist oder Verbohrtheit getragen. Auch guter Wille scheint wenig zu helfen. Hier setzt sich eine Journalistin dafür ein, die Schizophreniekranken »so zu lassen, wie sie sind«. Hier kämpft jemand gegen Zwang gegenüber psychisch Kranken, dort gegen Neuroleptika, dort gegen die Mißstände in psychiatrischen Institutionen, gegen die mangelhafte gemeindenahe Versorgung. Alles dies mag richtig und wichtig sein. Aber es hilft den gesunden anderen nicht, die psychisch kranken Mitmenschen, ihre Störungen und ihre Probleme zu verstehen – sich ein eigenes Bild zu machen.

Das hat auch mit dem Zustand der Psychiatrie zu tun. Die Fachleute untereinander sind uneinig. Kontroverse Auseinandersetzungen treten gegenüber der Öffentlichkeit in den Vordergrund. Schließlich sind die Lehr- und Irrmeinungen der Psychiatrie der sechziger Jahre in den Feuilletons der großen Zeitungen und bei

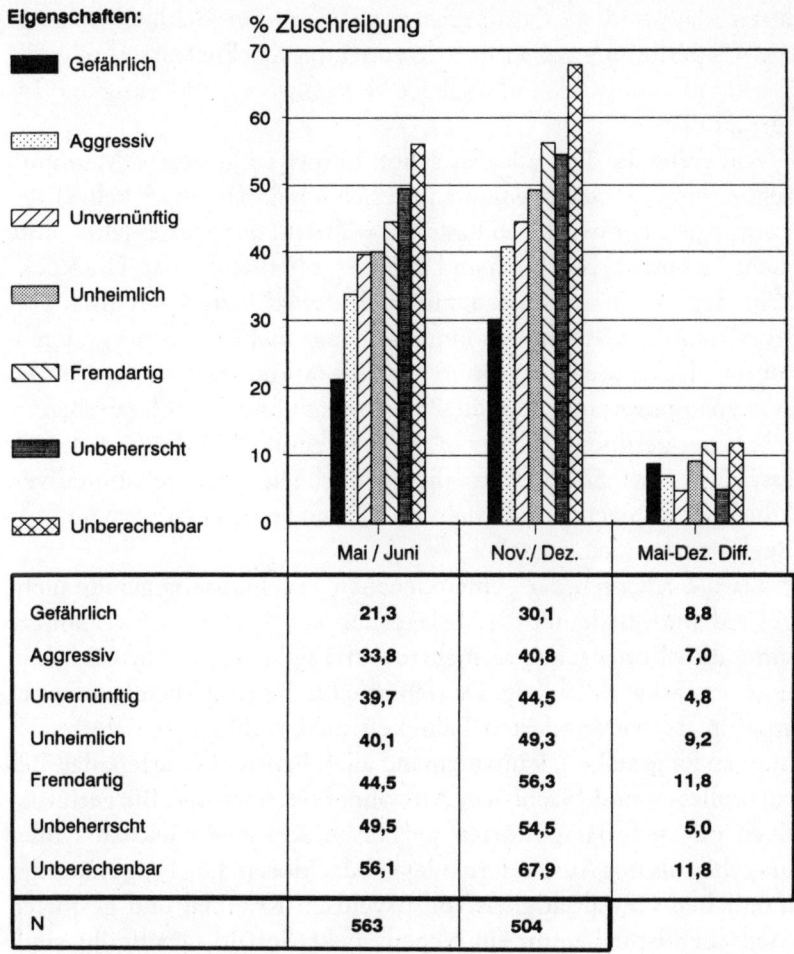

Eigenschaften:

■■■ Gefährlich

░░░ Aggressiv

▨▨▨ Unvernünftig

▩▩▩ Unheimlich

◩◩◩ Fremdartig

■■■ Unbeherrscht

▨▨▨ Unberechenbar

% Zuschreibung

	Mai / Juni	Nov./ Dez.	Mai-Dez. Diff.
Gefährlich	21,3	30,1	8,8
Aggressiv	33,8	40,8	7,0
Unvernünftig	39,7	44,5	4,8
Unheimlich	40,1	49,3	9,2
Fremdartig	44,5	56,3	11,8
Unbeherrscht	49,5	54,5	5,0
Unberechenbar	56,1	67,9	11,8
N	563	504	

Abb. 8: Zuschreiben negativer Eigenschaften gegenüber psychisch Kranken. Entwicklung im Jahre 1990 (ANGERMEYER und SIARA 1992)

den Achtundsechzigern, die sie machen, oft noch tief verwurzelt. Vulgär-psychoanalytische Vorstellungen über die Entstehung von psychischen Krankheiten, radikale antipsychiatrische Vorstellungen über die negative Rolle der Familie und schließlich die Unglückslehre von der »schizophrenogenen Mutter« haben dort noch ihren Platz und werden immer wieder bemüht. Schließlich wirkt die Wiederholung von »Einer flog über das Kuckucksnest« sehr viel stärker meinungsbildend als jeder Versuch von Aufklärung und Information.

Andererseits: Das alles ist schon immer so gewesen. Man muß schon sehr naiv sein, wenn man die sich scheinbar entwickelte Toleranz gegenüber psychisch Kranken während der letzten Jahrzehnte nicht als sehr zerbrechlich und aufgesetzt betrachtet hat. Die Rückkehr der Psychiatrie und damit auch der schwerer psychisch Gestörten in die Gemeinde konnte auf lange Sicht zu nichts anderem führen als zu einer verstärkten Konfrontation, zu einer verstärkten Auseinandersetzung über die Belastbarkeit und die Toleranzbereitschaft der gesunden Bürger in der Gemeinde. Wer die Anstalt auflöst und die Stadt zum therapeutischen und rehabilitativen Übungsfeld macht, muß sich auf Gegenwehr, auf unerwünschte Begleitwirkungen einstellen.

Da die Klienten der gemeindenahen Psychiatrie ja gerade nicht gesund sind, bedeutet die Verlagerung der Therapieschwerpunkte unter die Mitmenschen vermehrte Auffälligkeit, vermehrte Störung und verstärkte Belastung. Da sich psychische Krankheit fast immer auch in der verminderten Fähigkeit niederschlägt, soziale Beziehungen zu gestalten, kann niemand allen Ernstes erwarten, daß Berufskollegen und Nachbarn, Anwohnervertreter und Bürgerinitiativen mit sichtbar gestörten psychisch Kranken rücksichtsvoller umgehen als mit Ausländern oder Obdachlosen. Die Frage nach der möglichen Gewalttätigkeit von psychisch Kranken und gestörten Menschen ist dabei nur ein Nebenaspekt. Sobald sie auffällig sind, sobald sie identifizierbar sind, sind sie Gegenstand eines umfassenden Netzes von Vorurteilen.

Wie können wir damit umgehen? Wie, vor allem, können die unmittelbar Betroffenen damit umgehen? Es spricht einiges dafür, daß der Einstellungswandel, wie ANGERMEYER und SIARA ihn festgestellt haben, sich auf den Alltag der Gemeindepsychiatrie nicht in dem Maße auswirkt, wie man dies befürchten könnte. Das Vorurteil, das sich zugespitzt hat, gilt einem abstrakten Bild vom psychischen Kranken. Die Art und Weise, wie sich die Mitbürger in der Gemeinde mit unserer konkreten gemeindepsychiatrischen Arbeit auseinandersetzen, hängt dagegen von der Begegnung mit dem einzelnen psychisch Kranken und Behinderten ab. Sie hat wenig mit globalen Einstellungen und Vorurteilen zu tun. Hier geht es darum, ob der neue Nachbar seine Treppe putzt, wie die Hausgemeinschaft das erwartet; ob er Gardinen vor den Fenstern hat, ob er nachts das Radio laut laufen läßt usw. Gegebenenfalls geht es auch darum, daß die Nachbarn wissen, wen sie um Unterstützung bitten können, wenn Schwierigkeiten auftreten.

Allerdings bleibt festzuhalten, daß das Los psychisch Kranker, insbesondere Kranker mit Psychosen aus dem schizophrenen Formenkreis, durch irrationale Vorstellungen von der Schizophrenie und durch entwürdigende Vorurteile erschwert wird. Das Bild der gesunden anderen vom schizophrenen Leiden zu verändern und der Wirklichkeit anzunähern, bleibt eine vordringliche Aufgabe.

Literatur

AEBI, E., CIOMPI, L., HANSEN, H. (HG.): Soteria im Gespräch. Über eine alternative Schizophreniebehandlung. Bonn: Psychiatrie-Verlag 1993.

ANGERMEYER, M. C., FINZEN, A. (Hg.): Die Angehörigengruppe. Familien mit psychisch Kranken auf dem Weg zur Selbsthilfe. Stuttgart: Enke Verlag 1984.

ANGERMEYER, M. C., SIARA, Ch. S.: Auswirkungen der Attentate auf Lafontaine und Schäuble auf die Einstellung der Bevölkerung zu psychisch Kranken. Teil 1: Die Entwicklung im Jahr 1990, (im Druck 1992).

ANSTADT, S.: Alle meine Freunde sind verrückt. Aus dem Leben eines schizophrenen Jungen. Bericht einer Mutter. München, Zürich: Piper Verlag 1989.

ARIETI, S.: Schizophrenie. Ursachen, Verlauf, Therapie. Hilfen für Betroffene. (Vorwort von A. Finzen) München: Piper Verlag 1985.

BATESON, G., JACKSON, D.D., HALEY, J., WEAKLAND, J.H.: Towards a theory of schizophrenia. Behav. Sci. 1, 1956, S. 251–164. Deutsche Übersetzung: Auf dem Wege zu einer Schizophrenietheorie. In: BATESON, G., JACKSON, D.D., HALEY, J., WEAKLAND, J.H., WYNNE, L.C., RYCKHOFF, I.M., DAY, J., HIRSCH, S.J., LIDZ, T., CORNELISEN, A., FLECK, S., TERRY, D., SEARLES, H.F., BOWEN, M., VOGEL, E.F., BELL, N., LAING, R.D., FOUDRAINE, J.: Schizophrenie und Familie. Frankfurt/Main: Suhrkamp 1969.

BARTON, R.: Hospitalisierungsschäden in psychiatrischen Krankenhäusern. In: FINZEN, A. (Hg.): Hospitalisierungsschäden in psychiatrischen Krankenhäusern. München: Piper Verlag 1974, S. 11–79.

BENEDETTI, G.: Psychotherapeutische Behandlungsmethoden. In: KISKER, K.P., LAUTER, H., MEYER, J.-E., MÜLLER, C., STRÖMGREN, E. (Hg.): Psychiatrie der Gegenwart. 4. Schizophrenien. Berlin, Stuttgart, New York: Springer Verlag 1987, S. 285–323.

BERNHARD, Th.: Das Kalkwerk. Frankfurt/Main: Suhrkamp Taschenbuch Verlag 1970.

BETZ, B.J.: Strategic conditions in the psychotherapy of persons with schizophrenia. Amer. J. Psychiat 107, 1950, S. 203.

BIRNBAUM, K.: Psychopathologische Dokumente. Berlin, Heidelberg, New York: Springer Verlag 1920.

BLEULER, E.: Dementia Praecox oder die Gruppe der Schizophrenien. Leipzig: Deuticke 1911. Reprint: Mit einem Vorwort von Manfred BLEULER. Tübingen: Archiv der Edition Diskord 1988.

BLEULER, E.: Lehrbuch der Psychiatrie. Berlin: Julius Springer Verlag 1916.

Dreizehnte Auflage, neubearbeitet von M. BLEULER. Berlin, Heidelberg, New York: Springer Verlag 1975.

BLEULER, M.: Die schizophrenen Geistesstörungen im Lichte langjähriger Kranken- und Familiengeschichten. Stuttgart: Thieme Verlag 1972.

BLEULER, M.: Einzelkrankheiten in der Schizophrenie-Gruppe? In: HUBER, G.: Schizophrenie. Stand und Entwicklungstendenzen der Forschung. Stuttgart, New York: Schattauer Verlag 1981, S. 155–166.

BOCK, Th., DERANDERS, J. E., ESTERER, I.: Stimmenreich – Mitteilungen über den Wahnsinn. Bonn: Psychiatrie-Verlag 1992.

BOCK, Th., WEIGAND, H. (Hg.): Hand-werks-buch Psychiatrie. Bonn: Psychiatrie-Verlag 1991.

BÖKER, W., HÄFNER, H.: Gewalttaten Geistesgestörter. Eine psychiatrisch-epidemiologische Untersuchung in der Bundesrepublik Deutschland. Berlin, Heidelberg, New York: Springer Verlag 1973.

Brockhaus-Lexikon (DTV Brockhaus). Mannheim, München 1992.

BROWN, G. W., BIRLEY, J. L. T.: Crisis and Life Changes and the Onset of Schizophrenia. J. Hlth. Soc. Behav. 9, 1968. Deutsche Fassung: Die Bedeutung von Krisen und Lebensveränderungen für den Ausbruch von Schizophrenie. In: VON CRANACH, M., FINZEN, A. (Hg.): Sozialpsychiatrische Texte. Berlin, Heidelberg, New York: Springer Verlag 1972, 218–231.

BROWN, G. W., WING, J. K.: Institutionalismus und Schizophrenie. In: FINZEN, A. (Hg.): Hospitalisierungsschäden in psychiatrischen Krankenhäusern. München: Piper Verlag 1974, S. 80–113.

BUCHKREMER G., HORNUNG, P. W.: Patientenmitbestimmung in der Pharmakotherapie schizophrener Patienten. In: ANDRESEN, B., STARK, F.-M., GROSS, J. (Hg.): Mensch Psychiatrie Umwelt. Ökologische Perspektiven für die soziale Praxis. Bonn: Psychiatrie-Verlag 1992, S. 297–306.

BUCHKREMER, G., RATH, N. (Hg.): Therapeutische Arbeit mit Angehörigen schizophrener Patienten. Bern: Hans Huber Verlag 1989.

BÜCHNER, G.: Werke und Briefe. 12. Auflage. Berlin: Insel Verlag 1974.

Bundesverband der Angehörigen psychisch Kranker e. V.: Familien helfen sich selbst. Ein Leitfaden für Angehörige psychisch Kranker. Bonn 1992.

CANSTATT, C.: Handbuch der medicinischen Klinik. 1. Bd. Die spezielle Pathologie und Therapie vom klinischen Standpunkte aus bearbeitet. Erlangen: Enke Verlag 1841.

CIOMPI, L.: Affektlogik. Über die Struktur der Psyche und ihre Entwicklung. Ein Beitrag zur Schizophrenieforschung. Stuttgart: Klett-Cotta 1984.

CIOMPI, L.: Zum Einfluß sozialer Faktoren auf den Langzeitverlauf der Schizophrenie. Schweiz. Arch. Neurol. Neurochir. Psychiatr. 135, 1984a, S. 101–113.

CIOMPI, L.: Das Pilotprojekt »Soteria Bern« zur Behandlung akut Schizophrener. Nervenarzt 61, 1991, S. 428–435.

CIOMPI, L., MÜLLER, C.: Lebensweg und Alter der Schizophrenen. Berlin, Heidelberg, New York: Springer Verlag 1976.

CONRAD, K.: Die beginnende Schizophrenie. Versuch einer Gestaltsanalyse des Wahns. Stuttgart, New York: Georg Thieme Verlag 1987 (1. Auflage 1958).

COOPER, J. E., KENDELL, R. E., GURLAND, B. L., SHARPE, L., COPELAND, J. R. M., SIMON, R.: Psychiatric diagnosis in New York and London. London: Oxford University Press 1972.

DEGER-ERLENMAIER, H. (Hg.): Wenn nichts mehr ist, wie es war... Angehörige psychisch Kranker bewältigen ihr Leben. Bonn: Psychiatrie-Verlag 1992.

Diagnostisch-statistisches Manual psychischer Störungen (DSM-III-R). Weinheim: Beltz Verlag 1989.

DILLING, H., REIMER, Ch.: Psychiatrie. Berlin, Heidelberg, New York: Springer Verlag 1990.

DÖRNER. K.: Die Rolle des psychisch Kranken in der Gesellschaft. In: BLOHMKE, M.: Sozialpsychiatrie. Stuttgart: Gentner 1970.

DÖRNER, K.: Diagnosen der Psychiatrie. Frankfurt/Main: Campus Verlag 1975.

DÖRNER, K., EGETMEYER, A., KOENNING, K. (Hg.): Freispruch der Familie. Bonn: Psychiatrie-Verlag 1991 (1. Auflage 1982).

EISSLER, K. R.: Limitations to the psychotherapy of schizophrenia. Psychiatry 6, 1943, S. 381–391.

Expertenkommission der Bundesregierung, Empfehlungen der, zur Reform der Versorgung im psychiatrischen Bereich. Bonn: Aktion psychisch Kranke 1988.

FEDERN, P.: Ego Psychology and the Psychoses. New York: Basic Books 1952.

FINZEN, A.: Die Tagesklinik. Psychiatrie als Lebensschule. München: Piper Verlag 1977.

FINZEN, A.: Das Ende der Anstalt. Vom mühsamen Alltag der Reformpsychiatrie. Bonn: Psychiatrie-Verlag 1985.

FINZEN, A.: Medikamentenbehandlung bei psychischen Störungen. Leitlinien für den psychiatrischen Alltag. Bonn: Psychiatrie-Verlag 1993 (10. Auflage).

FISCHER, M., HARVALD, B., HAUGE, M.: A Danish twin study of schizophrenia. Brit. J. Psychiatry 115, 1969, S. 981.

Frankfurter Allgemeine Zeitung: Erziehung zur Schizophrenie. 15. 6. 1992.

FROMM-REICHMANN, F.: Transference problems in schizophrenics. Psychoanal. Quart. Albany 8, 1939, S. 412.

GOFFMANN, E.: Asyle. Über die soziale Situation psychiatrischer Patienten und anderer Insassen. Frankfurt/Main: Suhrkamp 1972.
GRIESINGER, W.: Die Pathologie und Therapie der psychischen Krankheiten. Stuttgart: Krabbe 1845.

HÄFNER, H.: Ist Schizophrenie eine Krankheit? Epidemiologische Daten und spekulative Folgerungen. Nervenarzt 60, 1989, S. 191–199.
HÄFNER, H.: Psychiatrie: Ein Lesebuch für Fortgeschrittene. Stuttgart, Jena: Gustav Fischer Verlag 1991.
HATFIELD, A.: Die National Alliance for the Mentally Ill in den USA. In: ANGERMEYER, M. C., FINZEN, A.: Die Angehörigengruppe. Familien mit psychisch Kranken auf dem Weg zur Selbsthilfe. Stuttgart: Enke Verlag 1984.
HELL, D., GESTEFELD, M.: Schizophrenien. Orientierungshilfen für Betroffene. Berlin, Heidelberg, New York: Springer-Verlag 1988.
HOLLINGSHEAD, A. B., REDLICH, F. C.: Social Class and Mental Illness. New York: Wiley 1958.
HUBER, G., GROSS, G., SCHÜTTLER, G.: Schizophrenie. Berlin, Heidelberg, New York: Springer Verlag 1979.
HUME, E. E.: Max von Pettenkofer, his theory of the etiology of cholera, typhoid fever and other intestinal diseases, a review of his arguments and evidence. New York: Hoeber P. E. 1927.

International Klassifikation psychischer Störungen. ICD-10 Kapitel V (F). Klinisch-diagnostische Leitlinien. Bern, Göttingen, Toronto: Hans Huber Verlag 1991.

JAECKEL, M., WIESER, St.: Das Bild des Geisteskranken in der Öffentlichkeit. Stuttgart: Thieme Verlag 1970.
JASPERS, K.: Allgemeine Psychopathologie, 4. Auflage. Berlin: 1946.
JONG, E.: Angst vorm Fliegen. Frankfurt/Main: Fischer Verlag 1976.

KALLMANN, F. J.: The Genetics of Psychosis. Amer. J. hum. Genet. 2, 1950, S. 385.
KATSCHNIG, H. (Hg.): Die andere Seite der Schizophrenie. Patienten zu Hause. Dritte Auflage. München: Psychologie Verlags Union 1989.
KESEY, K.: Einer flog über das Kuckucksnest. Frankfurt/Main: März Verlag 1971.
KEUPP, H.: Psychische Störungen als abweichendes Verhalten. München, Berlin, Wien: Urban & Schwarzenberg 1972.
KRAEPELIN, E.: Psychiatrie. 6. Auflage. Leipzig: Barth 1899.
KRETSCHMER, E.: Körperbau und Charakter. Berlin: Springer Verlag 1921.
KRINGLEN, E.: Hereditary and social factors in schizophrenic twins: An epi-

demiological clinical study. In: J. Romano (Hg.): The Origins of Schizophrenia. Den Haag: Experta Medica 1967, S. 2.

KULENKAMPFF, G.: Vorwort zu BATESON, G., JACKSON, D. D., HALEY, J. u. a.: Schizophrenie und Familie. Frankfurt/Main: Suhrkamp 1969.

LAING, R. D.: Persönliche Mitteilung 1968.

LAING, R. D.: Weisheit, Wahnsinn, Torheit. Werdegang eines Psychiaters. Köln: Kiepenheuer & Witsch 1987.

LEFF, J. P.: Die Angehörigen und die Verhütung des Rückfalls. In: KATSCHNIG, H. (Hg.): Die andere Seite der Schizophrenie. 1989, S. 167–180.

LEMPP, R.: Psychosen im Kindes- und Jugendalter. Bern: Hans Huber Verlag 1973.

LÉVI-STRAUSS, C.: Das wilde Denken. Frankfurt: Suhrkamp 1968.

LIDZ, Th., FLECK, St., CORNELISON, A. R.: Schizophrenia and the Family. New York: International University Press 1965.

LOCH, W.: Zur Struktur und Therapie schizophrener Psychosen aus psychoanalytischer Perspektive. Psyche 19, 1965/66, S. 172–187.

MAYER-GROSS, W.: In: BUMKE, E. (Hg.): Handbuch der Geisteskrankheiten. Berlin: Springer Verlag 1932, S. 534.

MECHANIC, D.: Some Factors in Identifing and Defining Mental Illness. Mental Hygiene 46, 1962, S. 64–74.

MEEHL, P. E.: Schizotaxia, schizotyp, schizophrenia. Am. Psychol. 17, 1962, S. 827–838.

MELVILLE, H.: Barthleby. Zürich: Arche Verlag 1946.

MÜLLER, Ch.: Psychotherapie und Soziotherapie der endogenen Psychosen. In: KISKER, K. P., MEYER, J. E., MÜLLER, M., STRÖMGREN, E.: Psychiatrie der Gegenwart. Band II/1, Zweite Auflage. Berlin, Heidelberg, New York: Springer Verlag 1972, S. 292–392.

MÜLLER, Ch.: Die Gedanken werden handgreiflich. Berlin, Heidelberg, New York: Springer Verlag 1992.

NERVAL, G. de: La Pléiade. Paris: 1952.

OLBRICH, R. (Hg.): Therapie der Schizophrenie. Stuttgart, Berlin, Köln: Kohlhammer 1990.

OLBRICH, R.: Expressed Emotion-Konzept und Vulnerabilitätsmodell in ihrer Bedeutung für das Verständnis schizophrenen Krankheitsgeschehens. In: OLBRICH, R. (Hg.): Therapie der Schizophrenie. Stuttgart, Berlin, Köln: Kohlhammer 1990, S. 11–24.

OWEN, M. J.: Will schizophrenia become a graveyard for molecular genetics? Psychological Medicine 22, 1992, S. 289–293.

PARSONS, T.: The Social System. Glencoe: The Free Press 1951.

PARSONS, T.: Definition von Krankheit und Gesundheit im Lichte der Wertbegriffe und der sozialen Struktur Amerikas. In: MITSCHERLICH u. a.: Der Kranke in der modernen Gesellschaft. Köln, Berlin: Kiepenheuer & Witsch 1967, S. 55–87.

PAULMICHL, G.: Verkürzte Landschaft. Innsbruck: Hagman 1990.

PLATH, S.: Die Glasglocke. Frankfurt/Main: Suhrkamp 1968.

Psychiatrie-Enquête. Bericht über die Lage der Psychiatrie in der Bundesrepublik Deutschland – Zur psychiatrischen und psychotherapeutisch/psychosomatischen Versorgung der Bevölkerung. Bonn: Bundestagsdrucksache 7/4-400, 1975.

REDLICH, F. C., FREEDMAN, D. X.: Theorie und Praxis der Psychiatrie. Band 2. Frankfurt: Suhrkamp Verlag 1970. Sonderausgabe 1974.

ROSENHAN,: On being sane in unsane places. Science 79, 1973, S. 250–256.

RÜMKE, H. C.: Die klinische Differenzierung innerhalb der Gruppen der Schizophrenien. Nervenarzt 29, 1958, S. 49–53.

SCHARFETTER, C.: Schizophrene Menschen. 3. Auflage. Weinheim: Psychologie Verlags Union 1990.

SCHEFF, Th. J.: Etikett Geisteskrankheit. Stuttgart: Klett Verlag 1972. Englisch: Being mentally ill. London: Weidenfeld and Nicolson 1966.

Sch. H., Schizophren. Die Zeit 9, 22. 2. 1991.

SCHNEIDER, K.: Klinische Psychopathologie. 13. Auflage. Stuttgart: Georg Thieme Verlag 1987.

SCHNITZLER, A.: Flucht in die Finsternis. Berlin: Georg Fischer Verlag 1951.

SCHREBER, D. P.: Denkwürdigkeiten eines Nervenkranken. Frankfurt/M., Berlin, Wien: Ullstein 1973.

SÉCHEHAYE, M. A.: Tagebuch einer Schizophrenen. Frankfurt/Main: Suhrkamp 1972.

SEELHORST, R. M.: Psychisch Kranke in der Familie – aus der Sicht der Angehörigen. In: ANGERMEYER, C., FINZEN, A. (Hg.): Die Angehörigengruppe. Familien mit psychisch Kranken auf dem Weg zur Selbsthilfe. Stuttgart: Enke Verlag 1984, S. 11–16.

SHEEHAN, S.: Ich bin nicht da, wo ihr mich sucht. München: Heyne Verlag 1992.

SONTAG, S.: Krankheit als Metapher. München, Wien: Hanser Verlag 1978; Frankfurt am Main: Fischer Taschenbuchverlag 1981.

SONTAG, S.: Aids und seine Metaphern. München, Wien: Hanser Verlag 1989.

Spiegel, Der: Pillen in der Psychiatrie – Der sanfte Mord. Spiegel 12, 1980, S. 98–124.

SPITZER, R. L.: Einführung zu DSM III R. In: Diagnostisch-statistisches Manual psychischer Störungen. Weinheim: Beltz Verlag 1989.

SULLIVAN, H.: Conceptions of modern psychiatry. Psychiatry 3, 1940, S. 121.

SZASZ, Th. S.: Geisteskrankheit. Ein moderner Mythos. Olten: Walter Verlag 1972.

SZASZ, Th. S. (Hg.): Schizophrenie – das heilige Symbol der Psychiatrie. Wien, München, Zürich: Europaverlag 1979.

TÖLLE, R.: Psychiatrie. 8. Auflage. Berlin, Heidelberg, New York: Springer Verlag 1988.

THURM, I., HÄFNER, H.: Wahrgenommene Verletzbarkeit, Rückfallrisiko und Bewältigung von Krankheitsphänomenen in der Schizophrenie. In: HÄFNER, H. (Hg.): Psychiatrie: Ein Lesebuch für Fortgeschrittene. Stuttgart, Jena: Gustav Fischer 1991, S. 161–177.

VAUGHN, Ch., LEFF, P.: Umgangsstile in Familien mit schizophrenen Patienten. In: KATSCHNIG, H. (Hg.): Die andere Seite der Schizophrenie. Patienten zu Hause. Dritte Auflage. München: Psychologie Verlags Union 1989, S. 181–194.

VOGT, W.: Die Schizophrenie der Kunst. Eine Rede. In: KUDSZUS, W. (Hg.): Literatur und Schizophrenie. Tübingen: Max Niemeyer Verlag 1977, S. 164–175. Auch in: Literatur und Kritik 45, Mai 1970, S. 288–297. (Später leicht verändert abgedruckt in: VOGT: Schizophrenie der Kunst und andere Reden. Zürich: Verlag der Arche 1971, S. 81–98.)

WEINER, H.: Schizophrenie: Ätiologie. In: FREEDMAN, A. M., KAPLAN, H. I., SADOCK, B. J., PETERS, U. H. (Hg.): Psychiatrie in Praxis und Klinik. Band 1: Schizophrenie, affektive Erkrankungen, Verlust und Trauer. Stuttgart, Heidelberg, New York: Georg Thieme Verlag 1984, S. 45–92.

WENKE, B.: Forum 2, Süddeutscher Rundfunk (SDR) 7.7.1992, 17.05–18.00 Uhr.

WILLI, J.: Konflikte zwischen Ärzten und Psychotherapeuten. Psychosozial 2, 1978, S. 6–21.

WING, J. K.: Innovations in social psychiatry. Psychol. Med. 10, 1980, S. 219–230.

WING, J. K.: Schizophrenie in Selbstzeugnissen. In: KATSCHNIG, H. (Hg.): Die andere Seite der Schizophrenie. Patienten zu Hause. Dritte Auflage. München: Psychologie Verlags-Union 1989.

WINKLER, W. Th.: Indikation und Prognose zur Psychotherapie der Psychosen. Z. Psychother. med. Psychol. 16, 1966, S. 41–51.

YARROW, M. R., SCHWARTZ, C. G. u. a.: The Psychological Meaning of Mental Illness in the Family. J. Soc. Issues 11, 1955, S. 12–24.

ZERCHIN, S.: Auf der Spur des Morgensterns. Psychose als Selbstfindung. München, Leipzig: List Verlag 1990.

ZUBIN, J.: Ursprünge der Vulnerabilität. In: OLBRICH, R. (Hg.): Therapie der Schizophrenien. Stuttgart, Berlin, Köln: Kohlhammer 1990, S. 42–52.

ZUBIN, J., SPRING, B.: Vulnerability – A new view of schizophrenia. J. Abnorm. Psychol. 86, 1977, S. 103–126.

Sachwortverzeichnis